Liam Moore

A Essência da Mente Holística
Um Mergulho na Unidade da Existência

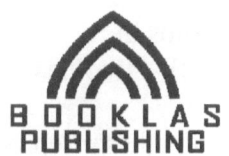

Título Original: *The Essence of the Holistic Mind*

Copyright © 2025, publicado por Luiz Antonio dos Santos ME.

Este livro é uma obra de não-ficção que explora práticas e conceitos no campo do desenvolvimento pessoal e da espiritualidade holística. Através de uma abordagem integrativa, o autor apresenta reflexões e ferramentas para a expansão da consciência, a percepção da interconexão entre os seres e a busca por um equilíbrio entre mente, corpo e universo.

1ª Edição
Equipe de Produção
Autor: Liam Moore
Editor: Luiz Santos
Capa: Studios Booklas/ Amadeo Felix
Diagramação: Ricardo Almeida
Tradução: Emily Carter

Publicação e Identificação
A Essência da Mente Holística
Booklas, 2025
Categorias: Desenvolvimento Pessoal / Espiritualidade / Filosofia Holística
DDC: 128 (Metafísica e Filosofia da Mente) - **CDU:** 141.3 (Holismo e Consciência)

Todos os direitos reservados a:
Luiz Antonio dos Santos ME / Booklas Publishing

Nenhuma parte deste livro pode ser reproduzida, armazenada num sistema de recuperação ou transmitida por qualquer meio — eletrônico, mecânico, fotocópia, gravação ou outro — sem a autorização prévia e expressa do detentor dos direitos autorais.

Sumário

Índice Sistemático 5
Prólogo 10
Capítulo 1 Uma Visão Integrada do Mundo 12
Capítulo 2 Das Origens Antigas à Modernidade 18
Capítulo 3 Conexões entre o Todo e as Partes 26
Capítulo 4 Física Quântica, Biologia e Ecologia 34
Capítulo 5 A Busca pela Unidade 42
Capítulo 6 A Hipótese de Gaia 51
Capítulo 7 Respeitando a Interconexão da Vida 59
Capítulo 8 Holismo e Sustentabilidade 67
Capítulo 9 A Sabedoria dos Ecossistemas 77
Capítulo 10 Enfrentando Desafios Globais 86
Capítulo 11 A Mente Holística 95
Capítulo 12 Medicina Holística e Bem-Estar 103
Capítulo 13 Formando Seres Humanos Completos 112
Capítulo 14 Expressões da Totalidade 120
Capítulo 15 Vivendo em Harmonia 128
Capítulo 16 Além do Crescimento Material 135
Capítulo 17 Visões Sistêmicas para um Mundo Melhor 145
Capítulo 18 Ferramentas para a Integração 155
Capítulo 19 Celebrando a Unidade na Pluralidade 164
Capítulo 20 Construindo um Mundo Inclusivo 173
Capítulo 21 Utopias e Distopias Holísticas 182
Capítulo 22 Convergindo para uma Nova Realidade ... 191
Capítulo 23 Transformação Global 200

Capítulo 24 Busca pelo Sentido da Vida 209
Capítulo 25 Vivendo o Holismo no Dia a Dia 218
Epílogo 227

Índice Sistemático

Capítulo 1 - Uma Visão Integrada do Mundo: Este capítulo aborda a necessidade de uma visão holística para superar a fragmentação do conhecimento e compreender a interconexão entre os diversos aspectos da realidade.

Capítulo 2 - Das Origens Antigas à Modernidade: Este capítulo explora as raízes históricas do pensamento holístico, traçando sua trajetória desde as filosofias orientais e ocidentais antigas até sua ressignificação na ciência moderna.

Capítulo 3 - Conexões entre o Todo e as Partes: Este capítulo investiga a relação entre o todo e as partes, aprofundando a análise de como diferentes tradições filosóficas concebem a interconexão entre os elementos da realidade.

Capítulo 4 - Física Quântica, Biologia e Ecologia: Este capítulo examina como a ciência contemporânea, especialmente a física quântica, a biologia e a ecologia, tem corroborado a visão holística, demonstrando a interdependência dos sistemas naturais.

Capítulo 5 - A Busca pela Unidade: Este capítulo explora a busca pela unidade como um fio condutor da espiritualidade, mostrando como diferentes tradições espirituais concebem a interconexão entre o ser humano, o universo e o transcendente.

Capítulo 6 - A Hipótese de Gaia: Este capítulo apresenta a Hipótese de Gaia, que propõe que a Terra funciona como um sistema vivo e autorregulado, destacando a interdependência entre os organismos vivos e o planeta.

Capítulo 7 - Respeitando a Interconexão da Vida: Este capítulo explora a ecologia profunda como uma filosofia que reconhece o valor intrínseco de todas as formas de vida e a necessidade de uma relação mais harmoniosa entre a humanidade e a natureza.

Capítulo 8 - Holismo e Sustentabilidade: Este capítulo discute a importância da abordagem holística para a construção de um futuro sustentável, integrando as dimensões ambiental, social e econômica do desenvolvimento.

Capítulo 9 - A Sabedoria dos Ecossistemas: Este capítulo analisa como a natureza oferece lições valiosas sobre interconexão, diversidade e resiliência, que podem inspirar soluções para desafios contemporâneos.

Capítulo 10 - Enfrentando Desafios Globais: Este capítulo aborda a crise climática como um problema sistêmico que exige uma abordagem holística, integrando soluções de mitigação, adaptação e transformação social.

Capítulo 11 - A Mente Holística: Este capítulo explora a mente humana como um sistema integrado e interdependente, que transcende a visão reducionista tradicional e se manifesta na interação entre corpo, emoções, pensamentos e dimensões sutis da existência.

Capítulo 12 - Medicina Holística e Bem-Estar: Este capítulo apresenta a medicina holística como uma abordagem que integra diferentes práticas para promover a saúde e o bem-estar, considerando o indivíduo em sua totalidade.

Capítulo 13 - Formando Seres Humanos Completos: Este capítulo discute a educação holística como um caminho para a formação integral do ser humano, que vai além do desenvolvimento cognitivo e abrange as dimensões emocional, social e espiritual.

Capítulo 14 - Expressões da Totalidade: Este capítulo explora a arte e a criatividade como manifestações da totalidade humana, atuando como pontes entre o mundo interior e a realidade exterior e promovendo a cura, a inovação e a conexão espiritual.

Capítulo 15 - Vivendo em Harmonia: Este capítulo aborda a importância da conexão humana e da vida em comunidade para o bem-estar individual e coletivo, aprofundando a análise dos relacionamentos interpessoais e da construção de laços sociais saudáveis.

Capítulo 16 - Além do Crescimento Material: Este capítulo apresenta a economia holística como uma alternativa ao modelo tradicional de desenvolvimento, propondo uma visão integrada que equilibra crescimento econômico, justiça social e preservação ambiental.

Capítulo 17 - Visões Sistêmicas para um Mundo Melhor: Este capítulo discute a importância da política e da governança holísticas para a construção de sociedades mais justas, resilientes e sustentáveis, que priorizem o bem-estar coletivo e a participação ativa da população.

Capítulo 18 - Ferramentas para a Integração: Este capítulo explora o papel da tecnologia e da inovação na construção de um futuro mais integrado e sustentável, analisando como essas ferramentas podem ser utilizadas para promover a conectividade, a equidade e o bem-estar social.

Capítulo 19 - Celebrando a Unidade na Pluralidade: Este capítulo aborda a importância da diversidade cultural como uma fonte de aprendizado, resiliência e riqueza para as sociedades, defendendo a necessidade de promover o diálogo intercultural e a inclusão.

Capítulo 20 - Construindo um Mundo Inclusivo: Este capítulo discute os princípios da justiça social e da equidade como pilares para a construção de sociedades mais justas, igualitárias e harmoniosas, que garantam o acesso a oportunidades e direitos para todos.

Capítulo 21 - Utopias e Distopias Holísticas: Este capítulo explora diferentes visões de futuro, analisando como o pensamento holístico pode ser utilizado para projetar cenários utópicos e evitar a concretização de distopias.

Capítulo 22 - Convergindo para uma Nova Realidade: Este capítulo investiga a convergência entre ciência e espiritualidade como um caminho para uma compreensão mais ampla e integrada da realidade, na qual o conhecimento racional e a sabedoria intuitiva se complementam.

Capítulo 23 - Transformação Global: Este capítulo aborda a importância da ação individual e coletiva na construção de um futuro mais sustentável, justo e equilibrado, destacando o papel da educação, do engajamento cívico e da inovação.

Capítulo 24 - Busca pelo Sentido da Vida: Este capítulo explora a busca pelo sentido da vida como uma jornada pessoal e única, que se manifesta na integração das dimensões física, mental, emocional e espiritual da existência.

Capítulo 25 - Vivendo o Holismo no Dia a Dia: Este capítulo oferece um guia prático para integrar o holismo no cotidiano, com dicas e reflexões sobre como cultivar a saúde, o bem-estar, a conexão com a natureza e o desenvolvimento pessoal.

Prólogo

Há livros que informam, há livros que inspiram, e há livros que transformam. O que você tem em mãos pertence a esta última categoria. Ao longo das páginas que seguem, você será conduzido por uma jornada que desafia as percepções convencionais, expandindo sua compreensão da realidade e de seu próprio papel no mundo.

Vivemos em uma era de fragmentação. Nossos pensamentos são compartimentalizados, nossas ações desconectadas, nossas emoções muitas vezes obscurecidas por camadas de condicionamento social. No entanto, por trás do caos aparente da vida moderna, há uma ordem profunda, um entrelaçamento invisível que nos une a tudo e a todos. Este livro convida você a perceber essa interconexão, a reconhecer que cada escolha, cada pensamento, cada emoção influencia não apenas sua própria existência, mas o equilíbrio do todo.

Desde os primórdios da humanidade, buscamos respostas para as grandes questões da vida. Quem somos? Para onde vamos? Qual é a verdadeira natureza da realidade? A ciência, a filosofia e a espiritualidade trilharam caminhos distintos na tentativa de responder a essas perguntas. No entanto, ao invés de competirem entre si, essas formas de conhecimento se complementam – e é exatamente essa perspectiva integrada que este livro apresenta.

O pensamento holístico, frequentemente mal compreendido, não é um convite à negação da razão, mas sim à sua expansão. Ele não se opõe ao método científico, mas o transcende, reconhecendo que o universo não pode ser reduzido a partes isoladas, pois sua verdadeira essência reside nas relações, nas interdependências, nos padrões sutis que tecem a realidade.

Ao mergulhar nestas páginas, você será guiado através da história do pensamento holístico, das raízes ancestrais que o sustentam até sua aplicação na ciência moderna, na ecologia, na física quântica e na psicologia. Descobrirá que o universo é dinâmico, vivo, pulsante – e que sua própria consciência faz parte desse fluxo ininterrupto de interconexões.

Este livro não oferece respostas prontas. Ele não lhe dirá o que pensar, mas o ensinará a enxergar de uma forma nova. Ele não impõe verdades absolutas, mas abre portas para que você descubra suas próprias verdades.

Se há um chamado nestas páginas, é o chamado à transformação. À expansão da percepção. À redescoberta do que sempre esteve dentro de você, esperando para ser lembrado.

Você está pronto para enxergar além do óbvio? Então, permita-se seguir adiante. A jornada começa agora.

Luiz Santos
Editor.

Capítulo 1
Uma Visão Integrada do Mundo

A fragmentação do pensamento ocidental tem suas raízes no desenvolvimento da ciência moderna, que, ao longo dos séculos, construiu um conhecimento detalhado sobre os aspectos específicos da realidade, mas muitas vezes à custa da compreensão do todo. Essa tendência pode ser observada em diversas áreas do saber, desde a biologia, que frequentemente estuda organismos isoladamente sem considerar seus ecossistemas, até a economia, que analisa indicadores financeiros sem levar em conta os impactos ambientais e sociais das atividades produtivas. No entanto, o aprofundamento desse modelo reducionista tem levado a consequências adversas, como crises ecológicas, desigualdades sociais e um crescente senso de desconexão entre os indivíduos e o mundo ao seu redor. A necessidade de uma visão mais integrada surge, portanto, como um contraponto essencial para equilibrar esse paradigma, promovendo um entendimento que valoriza tanto os detalhes quanto as relações entre eles. Essa mudança de perspectiva não implica o abandono do método analítico, mas sim a complementação deste com uma abordagem sistêmica, que permita enxergar a interdependência fundamental entre os diversos aspectos da realidade.

Adotar uma visão holística não significa apenas modificar a maneira como interpretamos o mundo, mas também transformar a forma como agimos dentro dele. A percepção da interconectividade nos leva a uma responsabilidade ampliada, pois compreendemos que cada escolha individual repercute em uma cadeia de eventos que ultrapassa nossa experiência imediata. Cuidar do meio ambiente, por exemplo, não é apenas uma questão ecológica, mas também uma decisão que afeta a saúde, a economia e a qualidade de vida das gerações futuras. Da mesma forma, a busca por equilíbrio emocional e mental não é um processo isolado, mas algo que se reflete nas relações interpessoais e na dinâmica social como um todo. Ao integrar essa consciência em nossas decisões diárias, tornamo-nos agentes de transformação, promovendo uma cultura baseada na cooperação, no respeito mútuo e na harmonia entre os diversos elementos que compõem a vida. Essa perspectiva não apenas enriquece nossa compreensão da realidade, mas também nos convida a participar ativamente da construção de um mundo mais sustentável e equilibrado.

A fragmentação do mundo moderno reflete-se em quase todos os aspectos da nossa vida, desde a maneira como pensamos até a forma como organizamos nossas sociedades. Acostumamo-nos a categorizar a realidade em opostos aparentemente distintos: mente e corpo, humano e natureza, indivíduo e sociedade. Essa divisão não é apenas um hábito mental, mas um reflexo profundo das estruturas institucionais que moldam nosso conhecimento e nossas interações. A ciência, por exemplo, tradicionalmente segmenta o universo em partes isoladas para estudo – átomos, células, organismos, sociedades – muitas vezes ignorando as conexões e interdependências entre esses elementos. No entanto, ao priorizar o estudo das partes sem considerar o todo, corremos o risco de perder a compreensão essencial das interações que dão sentido e coerência à realidade. É como tentar entender uma sinfonia analisando cada nota separadamente, sem nunca ouvir a melodia completa.

Essa abordagem reducionista, embora tenha permitido avanços significativos na ciência e na tecnologia, também impôs limitações à nossa visão de mundo. Em nome da especialização, criamos disciplinas e campos de conhecimento cada vez mais fragmentados, o que dificultou a construção de um entendimento amplo e integrado da vida. No entanto, ao longo do século XX, um movimento contrário começou a ganhar força: o holismo, que enfatiza que o todo é maior do que a soma de suas partes. Essa ideia não é nova; muitas tradições filosóficas e espirituais já apontavam para essa interconectividade. O Taoismo, por exemplo, sempre enfatizou a harmonia entre os opostos, enquanto o Budismo propõe a interdependência de todas as coisas. Da mesma forma, os conhecimentos ancestrais de diversas culturas indígenas reconhecem a relação inseparável entre humanos, natureza e cosmos.

Na ciência moderna, o holismo encontrou eco em diversas áreas do conhecimento. Na física quântica, por exemplo, descobriu-se que as partículas subatômicas não podem ser compreendidas isoladamente, pois seus estados estão entrelaçados com os de outras partículas, mesmo a grandes distâncias. Na ecologia, entende-se que um ecossistema não pode ser reduzido a uma simples soma de organismos, pois a interação entre eles é fundamental para sua existência. Na psicologia, surgiram abordagens que consideram não apenas os aspectos individuais da mente, mas também os contextos sociais e emocionais nos quais o indivíduo está inserido.

Trazer essa perspectiva para o nosso dia a dia significa compreender que nossas ações têm implicações que vão muito além de nós mesmos. Por exemplo, cuidar do meio ambiente não é apenas uma atitude ecológica, mas também um compromisso com a saúde pública, com a qualidade de vida das futuras gerações e com o equilíbrio da própria economia. Um rio poluído, além de ser um problema ambiental, impacta a saúde das pessoas que dele dependem, a produtividade agrícola e até a economia das cidades ao seu redor. Da mesma forma, cultivar relações saudáveis e equilibradas não beneficia apenas os indivíduos envolvidos, mas também fortalece o tecido social como um todo, promovendo maior cooperação e bem-estar coletivo.

Entretanto, adotar uma visão holística também apresenta desafios. Como integrar diferentes áreas do conhecimento sem cair na superficialidade? Como equilibrar as necessidades individuais com as coletivas? Como manter o respeito às tradições e, ao mesmo tempo, abraçar as inovações? Essas questões exigem uma reflexão constante e um diálogo aberto entre diferentes campos do saber. No entanto, essa abordagem também abre novas oportunidades, permitindo que repensemos nossa relação com o mundo e com as pessoas ao nosso redor. O holismo nos oferece um caminho para um futuro mais sustentável e harmonioso, no qual cada escolha feita leva em conta não apenas os impactos imediatos, mas também suas repercussões a longo prazo.

Ao reconhecermos a interconectividade de todas as coisas, ampliamos não apenas nossa compreensão intelectual, mas também nossa capacidade de agir de maneira mais consciente e eficaz. Isso significa adotar uma postura que valorize tanto o conhecimento especializado quanto a visão sistêmica, buscando soluções que levem em conta múltiplos fatores e consequências. A educação, por exemplo, pode desempenhar um papel fundamental nesse processo, promovendo um aprendizado que não apenas informe, mas que também ensine a pensar de forma integrada, conectando disciplinas e incentivando uma visão mais abrangente do mundo. Da mesma forma, políticas públicas que adotem essa abordagem podem gerar impactos mais positivos e duradouros, ao considerar os aspectos ambientais, sociais e econômicos como partes de um mesmo sistema interdependente.

Mais do que uma mudança teórica, essa perspectiva integrada exige uma transformação nas atitudes e valores que orientam nossas escolhas cotidianas. A empatia e a colaboração tornam-se pilares fundamentais para essa nova maneira de viver, pois a consciência da interdependência nos leva a reconhecer que o bem-estar individual só pode ser plenamente alcançado quando também promovemos o bem-estar coletivo. Pequenas ações, como o consumo responsável, o incentivo à economia circular e a participação ativa em comunidades e projetos colaborativos, tornam-se expressões concretas desse novo paradigma. Dessa forma, deixamos de ser meros espectadores das mudanças do mundo e nos tornamos agentes ativos na construção de um futuro mais equilibrado.

Ao adotar essa visão integrada, começamos a perceber que o mundo não é composto por partes isoladas, mas por um fluxo contínuo de relações que se influenciam mutuamente. Esse entendimento não significa eliminar as diferenças, mas aprender a enxergá-las como complementares, promovendo um equilíbrio dinâmico entre especialização e totalidade, tradição e inovação, individualidade e coletividade. Assim, ao invés de vivermos presos à fragmentação que tem caracterizado grande parte da história moderna, podemos trilhar um caminho que harmonize conhecimento e sabedoria, razão e intuição, ciência e humanidade. Essa nova forma de perceber e interagir com o mundo pode ser o primeiro passo para uma transformação mais profunda, capaz de nos reconectar não apenas com a natureza e com os outros, mas também com nós mesmos.

Capítulo 2
Das Origens Antigas à Modernidade

O pensamento holístico, longe de ser um conceito recente, tem suas raízes fincadas nas tradições mais antigas da humanidade. Desde os primeiros registros filosóficos e religiosos, diferentes civilizações perceberam a existência de um elo invisível que conecta todas as coisas. Essa compreensão emergiu tanto da observação da natureza quanto da necessidade de interpretar a realidade de maneira abrangente, superando visões fragmentadas do mundo. O entendimento de que a existência é um sistema integrado, onde cada elemento influencia e é influenciado pelo todo, permeia as mais diversas culturas e sistemas de conhecimento. Essa abordagem não surgiu de um único ponto geográfico ou de uma única tradição, mas se manifestou simultaneamente em diferentes partes do planeta, adaptando-se às características culturais de cada povo. Assim, o holismo atravessou os séculos, influenciando formas de pensamento e práticas que se estendem da filosofia antiga às descobertas científicas mais avançadas.

Nas civilizações do Oriente e do Ocidente, o holismo se expressou de maneiras distintas, mas sempre pautado na ideia de totalidade e interconexão. No Oriente, por exemplo, as doutrinas filosófico-religiosas, como o Taoismo e o Budismo, enfatizaram a harmonia universal e a interdependência entre todas as formas de existência. O conceito do Tao como uma força unificadora e o símbolo do Yin-Yang ilustram a dualidade complementar que mantém o equilíbrio cósmico. Da mesma forma, a noção budista de "origem dependente" sugere que nada existe isoladamente, uma concepção que ecoa na moderna visão ecológica e sistêmica do mundo. No Ocidente, os pré-socráticos já buscavam compreender a unidade por trás da diversidade do universo. Heráclito, ao afirmar que "tudo flui", introduziu a ideia de um mundo em constante transformação, onde as partes só podem ser entendidas a partir do todo. Platão e Aristóteles, cada um à sua maneira, também contribuíram para uma visão integrada da realidade, reconhecendo a inter-relação entre os diferentes aspectos da existência.

Essa concepção holística, presente nas culturas antigas, foi reconfigurada ao longo da história, sofrendo períodos de obscuridade e ressurgimento. Durante a Idade Média, o pensamento mecanicista ganhou força, reduzindo o mundo a uma estrutura compartimentada, onde os fenômenos eram analisados separadamente. No entanto, o holismo nunca desapareceu por completo. Com os avanços da ciência moderna, especialmente a física quântica e a biologia sistêmica, as evidências de interconectividade se tornaram inegáveis. O entrelaçamento quântico demonstrou que partículas podem influenciar-se mutuamente mesmo a grandes distâncias, desafiando a visão cartesiana de separação entre os elementos do universo. Na biologia, a compreensão dos organismos como sistemas integrados e a ecologia como um estudo das interações naturais reforçaram a importância de um olhar amplo sobre a vida. No campo da psicologia, abordagens como a de Carl Jung, com seu conceito de inconsciente coletivo, e a psicologia humanista, com sua ênfase na integração do ser, demonstram que o holismo também se estende à compreensão da mente e do comportamento humano. Hoje, diante de desafios globais que exigem soluções integradas, a visão holística ressurge como uma necessidade premente, oferecendo caminhos para uma abordagem mais equilibrada e sustentável da realidade.

As concepções holísticas do mundo não são uma invenção recente. Desde os primórdios da civilização, diferentes culturas desenvolveram maneiras de perceber a realidade como um todo integrado, onde cada elemento existe em relação com o outro. No Oriente, por exemplo, o Taoismo emergiu na China por volta do século VI a.C., apresentando uma visão do universo fundamentada no Tao, uma força universal invisível que permeia todas as coisas. O célebre símbolo do Yin-Yang expressa essa ideia de interconexão e equilíbrio, representando a dualidade complementar que estrutura a existência—luz e escuridão, masculino e feminino, repouso e movimento, todos coexistindo e se influenciando mutuamente.

O Budismo, por sua vez, introduziu um conceito essencialmente holístico: o princípio da "origem dependente" ou "interdependência". Segundo essa visão, nada no universo existe de forma isolada; tudo o que surge, surge em relação a outra coisa. Isso ressoa diretamente com a ideia de que o todo é maior do que a soma de suas partes, um princípio fundamental do pensamento holístico.

No Ocidente, os filósofos pré-socráticos já refletiam sobre a unidade subjacente ao cosmos. Heráclito, por exemplo, cunhou a famosa expressão "panta rhei"—"tudo flui"—sugerindo que a realidade é um processo dinâmico em constante transformação, onde nada permanece fixo e tudo está interligado. Platão, com sua teoria das ideias, acreditava que o mundo físico era uma manifestação imperfeita de uma realidade superior e interconectada, enquanto Aristóteles enfatizava que a compreensão do todo era essencial para entender as partes.

Além das grandes tradições filosóficas e religiosas, o holismo sempre esteve presente nas culturas indígenas ao redor do mundo. Para muitos povos originários, a Terra não é apenas um espaço físico, mas uma entidade viva, uma mãe sagrada que nutre e sustenta todos os seres. Entre os Guarani, por exemplo, há o conceito da "Terra sem males", uma representação de um mundo em equilíbrio e harmonia, onde os seres humanos vivem em comunhão com a natureza. Essa visão holística se reflete nas práticas cotidianas dessas culturas, que sempre enfatizaram a interdependência entre humanos, animais, plantas e elementos naturais.

Essas tradições ancestrais carregam uma sabedoria fundamental que ressoa de maneira profunda em nossa era, marcada por crises ambientais e sociais. A concepção de que o bem-estar da humanidade está intrinsecamente ligado à saúde do planeta é uma ideia que se mostra mais relevante do que nunca diante dos desafios ecológicos que enfrentamos.

Apesar de ter sido uma visão predominante durante a Antiguidade, o pensamento holístico foi progressivamente suplantado pelo mecanicismo durante a Idade Média e, posteriormente, pela Revolução Científica. O universo passou a ser compreendido como uma grande máquina composta de partes isoladas e previsíveis, regida por leis matemáticas imutáveis. No entanto, no século XX, com os avanços científicos, o holismo ressurgiu com força, trazendo novas perspectivas sobre a interconectividade do cosmos.

Na física, as descobertas de Albert Einstein sobre a relatividade e os avanços na mecânica quântica transformaram a visão determinista do universo. O fenômeno do entrelaçamento quântico, por exemplo, revelou que partículas subatômicas podem influenciar umas às outras instantaneamente, mesmo estando separadas por grandes distâncias. Essa descoberta desafiou a compreensão tradicional do espaço e do tempo e trouxe uma nova perspectiva sobre a interconectividade fundamental da realidade.

A biologia também passou por uma revolução nesse sentido. O biólogo Ludwig von Bertalanffy desenvolveu a Teoria dos Sistemas, que demonstrava que os organismos não podem ser entendidos como meros conjuntos de partes isoladas, mas sim como sistemas integrados, onde cada elemento desempenha um papel no equilíbrio do todo. A ecologia, por sua vez, mostrou que os ecossistemas funcionam como redes complexas de interações, onde todas as formas de vida estão interligadas em um ciclo dinâmico de dependência mútua.

O pensamento holístico também encontrou espaço na filosofia e na psicologia. Filósofos como Alfred North Whitehead desenvolveram uma visão processual do universo, argumentando que a realidade não é composta de objetos estáticos, mas sim de eventos e relações em constante transformação. Ken Wilber, por outro lado, estruturou uma abordagem chamada "teoria integral", que busca sintetizar diferentes campos do conhecimento dentro de um modelo unificado.

Na psicologia, Carl Jung trouxe uma contribuição significativa ao apresentar o conceito de "inconsciente coletivo", uma camada profunda da psique que conecta todos os seres humanos por meio de arquétipos compartilhados. Esse conceito sugere que a mente humana não pode ser compreendida de maneira isolada, mas sim como parte de um todo maior que transcende o indivíduo. Além disso, abordagens como a psicologia humanista e a psicologia transpessoal passaram a enfatizar a integração entre mente, corpo e espírito, propondo um modelo de bem-estar baseado no equilíbrio entre esses aspectos.

No século XXI, o holismo se torna mais relevante do que nunca. O mundo enfrenta desafios globais complexos, como as mudanças climáticas, a perda da biodiversidade e as desigualdades sociais, problemas que não podem ser resolvidos com abordagens fragmentadas. A interdependência é uma realidade inescapável, e entender os fenômenos de forma sistêmica pode nos ajudar a encontrar soluções mais eficazes para essas crises.

Ao adotar uma visão holística, passamos a reconhecer que todas as nossas ações têm consequências que reverberam para além de nós mesmos. Esse entendimento pode guiar políticas públicas mais sustentáveis, práticas empresariais mais responsáveis e um estilo de vida mais consciente, promovendo um equilíbrio entre progresso material e bem-estar coletivo.

A trajetória do pensamento holístico, desde suas raízes antigas até sua ressignificação na ciência moderna, nos ensina uma lição fundamental: tudo está interligado. E, à medida que avançamos para o futuro, essa visão integrada pode nos ajudar a construir um mundo mais harmonioso e sustentável, onde cada parte contribui para o equilíbrio do todo.

A redescoberta do holismo na contemporaneidade não é apenas uma tendência intelectual, mas uma necessidade prática diante dos desafios que enfrentamos. À medida que a tecnologia avança e a interconectividade global se intensifica, torna-se evidente que problemas complexos não podem ser resolvidos de maneira isolada. A crise climática, por exemplo, não é apenas uma questão ambiental, mas também econômica, social e política, exigindo soluções que considerem múltiplas dimensões simultaneamente. O pensamento fragmentado, que outrora proporcionou avanços significativos, hoje se mostra insuficiente para lidar com a complexidade do mundo atual, reforçando a urgência de abordagens que integrem diferentes áreas do conhecimento.

Nesse contexto, disciplinas como a ecologia profunda, a economia regenerativa e a medicina integrativa demonstram como o holismo pode ser aplicado na prática, promovendo soluções que respeitam a interdependência dos sistemas. Modelos econômicos baseados na circularidade dos recursos, tratamentos médicos que consideram não apenas o corpo físico, mas também os aspectos emocionais e espirituais do paciente, e políticas públicas que abordam o bem-estar de forma ampla são exemplos de como essa perspectiva está sendo incorporada em diferentes campos. Mais do que um conceito teórico, o holismo emerge como um paradigma capaz de orientar escolhas mais equilibradas e sustentáveis, tanto no nível individual quanto no coletivo.

Olhando para o futuro, a continuidade dessa ressignificação dependerá de nossa capacidade de superar divisões artificiais e enxergar o mundo como um organismo vivo, dinâmico e interdependente. A sabedoria ancestral que fundamentou as concepções holísticas pode, assim, encontrar novas formas de expressão na ciência e na sociedade, incentivando um modelo de desenvolvimento mais harmonioso. O desafio que se impõe não é apenas compreender essa visão, mas aplicá-la concretamente, transformando a maneira como interagimos com o planeta, com os outros e conosco mesmos.

Capítulo 3
Conexões entre o Todo e as Partes

A relação entre o todo e as partes constitui uma questão fundamental na história do pensamento humano, refletindo-se em diversas tradições filosóficas que buscaram compreender a interconexão entre os elementos da realidade. Desde as civilizações mais antigas, a percepção de que a natureza, a sociedade e o próprio conhecimento formam sistemas integrados levou ao desenvolvimento de concepções que transcendem a visão fragmentada do mundo. A busca por compreender o funcionamento dessa totalidade impulsionou debates sobre a natureza da existência, a estrutura da realidade e os princípios que regem a relação entre os indivíduos e o universo. O pensamento holístico emergiu como uma resposta a essa inquietação, propondo que nenhuma entidade pode ser plenamente compreendida isoladamente, mas apenas em seu contexto mais amplo. Essa abordagem, presente desde a filosofia pré-socrática até as concepções contemporâneas, moldou o desenvolvimento do conhecimento ao sugerir que a complexidade do universo não se reduz à soma de suas partes, mas se manifesta em padrões de interdependência que estruturam toda a experiência humana.

A evolução do pensamento filosófico evidencia que a compreensão do mundo sempre oscilou entre perspectivas reducionistas e holísticas. Enquanto algumas correntes buscaram analisar a realidade de maneira atomística, fragmentando-a em elementos distintos e isolados, outras enfatizaram a necessidade de enxergar o universo como um todo interligado. Essa tensão conceitual gerou debates profundos sobre a essência da existência e influenciou o modo como diferentes sociedades interpretaram fenômenos naturais, políticos e sociais. A visão holística, por sua vez, ao destacar as conexões intrínsecas entre os componentes do mundo, permitiu o surgimento de teorias que valorizam a interdependência e a complementaridade dos fenômenos. Dessa forma, a filosofia, desde seus primórdios, tem sido um campo fértil para investigações que desafiam noções simplistas e promovem uma visão mais integrada da realidade.

O reconhecimento das conexões entre o todo e as partes não apenas fundamenta diversas tradições filosóficas, mas também oferece uma estrutura conceitual para compreender as relações humanas, as dinâmicas naturais e os princípios éticos que regem a vida em sociedade. A ideia de que cada indivíduo faz parte de um sistema maior tem implicações profundas em múltiplos campos do saber, influenciando desde a ética e a política até a ciência e a espiritualidade. Esse entendimento sugere que os fenômenos não podem ser analisados de forma isolada, pois suas características emergem da rede de interações que os constituem. Assim, ao longo da história do pensamento, o holismo se revelou uma abordagem essencial para a construção de uma compreensão mais ampla e sofisticada da existência, inspirando reflexões que permanecem relevantes na contemporaneidade.

Na Grécia Antiga, a ideia de holismo já se fazia presente nas reflexões de pensadores como Heráclito e Parmênides, que, embora tivessem visões aparentemente contrastantes, compartilhavam o interesse em compreender a realidade como uma totalidade interconectada. Heráclito, com sua célebre máxima "tudo flui" (panta rhei), enxergava o universo como um constante movimento, onde todas as coisas estavam em transformação e os opostos, longe de se anularem, na verdade, se complementavam. Para ele, a harmonia do cosmos residia exatamente nesse fluxo incessante, no qual a unidade só poderia ser compreendida pela interação entre os contrários. A mudança não era uma perturbação da ordem, mas a própria essência da existência.

Por outro lado, Parmênides caminhava em direção oposta, sustentando que o ser era uno, imutável e indivisível. Para ele, a multiplicidade e a mudança percebidas no mundo eram ilusórias, fruto de uma percepção equivocada dos sentidos. O verdadeiro conhecimento deveria se basear na razão, que revelaria a realidade como um todo coeso e estático. A aparente divergência entre Heráclito e Parmênides, longe de invalidar suas contribuições, demonstrava a riqueza do pensamento filosófico grego ao explorar a dualidade entre permanência e transformação, unidade e multiplicidade, antecipando debates que atravessariam os séculos.

Platão, influenciado por essa tradição, refinou a noção de totalidade em sua teoria das formas. Para ele, o mundo sensível, tal como o percebemos, era apenas uma sombra imperfeita de uma realidade superior e imutável. As formas ideais – conceitos absolutos como justiça, beleza e verdade – existiam de maneira plena e perfeita em um plano transcendente, enquanto tudo o que experimentamos na realidade concreta era uma manifestação imperfeita dessas essências. Assim, para Platão, compreender o todo significava ir além das aparências e acessar a estrutura subjacente da realidade, onde tudo estava integrado em uma unidade maior.

Seu discípulo, Aristóteles, embora tivesse uma abordagem mais empírica e focada na observação do mundo natural, também sustentava a importância de compreender os fenômenos dentro de um contexto maior. Em sua metafísica, ele introduziu o conceito de "causa final" (telos), afirmando que cada ser possui um propósito inerente que o vincula ao todo. Para Aristóteles, a compreensão plena de qualquer entidade só poderia ser alcançada ao se considerar sua função e seu papel dentro do grande esquema do universo. Seu pensamento abriu caminho para abordagens que conciliavam o estudo das partes sem perder de vista a totalidade da existência.

Já no período moderno, o holismo continuou a se desenvolver, ainda que muitas vezes em contraste com o crescente reducionismo da ciência emergente. Baruch Spinoza propôs uma visão radicalmente unitária da realidade em sua obra *Ética*, onde argumentava que Deus e a natureza eram uma única substância infinita (*Deus sive Natura*). Para ele, tudo no universo era uma expressão dessa substância única, e as aparentes distinções entre os seres eram apenas modos diferentes dessa mesma realidade fundamental. Essa perspectiva panteísta não apenas reforçou a ideia de interconexão entre todas as coisas, mas também serviu de base para concepções mais integrativas da existência.

Gottfried Wilhelm Leibniz, por sua vez, formulou a teoria das "mônadas", entidades indivisíveis que compunham toda a realidade. Embora cada mônada fosse autônoma, todas estavam harmonizadas em uma "harmonia preestabelecida", ou seja, um arranjo divinamente orquestrado que assegurava a coerência do universo. Essa concepção enfatizava a interdependência entre todas as partes do cosmos, sugerindo que, mesmo que cada elemento parecesse agir de forma isolada, na verdade, participava de um todo coeso e bem estruturado.

Com a chegada do século XX, a noção de holismo se expandiu para além da filosofia, influenciando campos como a biologia, a física e a teoria dos sistemas. Alfred North Whitehead, em *Processo e Realidade*, formulou uma filosofia do processo, na qual defendia que a realidade não deveria ser vista como uma coleção de objetos estáticos, mas como um fluxo contínuo de eventos interligados. Para ele, cada acontecimento era moldado por suas relações com outros eventos, enfatizando a importância da interdependência e do dinamismo na estrutura do cosmos.

Já Ken Wilber, um dos pensadores contemporâneos mais influentes no campo do holismo, desenvolveu uma abordagem integral que busca unificar ciência, filosofia e espiritualidade. Em sua teoria do "espectro da consciência", ele argumenta que a realidade pode ser compreendida em múltiplas camadas, desde os aspectos mais materiais até os mais sutis e espirituais. Para Wilber, uma visão verdadeiramente holística deve integrar diferentes perspectivas e níveis de análise, reconhecendo que cada nível da existência está intrinsecamente ligado aos demais.

Além de suas implicações teóricas, o holismo também carrega importantes repercussões éticas. Se tudo no universo está interconectado, então nossas ações não afetam apenas nós mesmos, mas reverberam por toda a teia da existência. Essa perspectiva nos convida a agir com responsabilidade, empatia e consciência das consequências de nossos atos. Martin Buber, em *Eu e Tu*, enfatizou a importância das relações autênticas e dialógicas, nas quais enxergamos o outro não como um objeto a ser utilizado (*Isso*), mas como um ser genuíno e digno de reconhecimento (*Tu*). Esse modo de relação reforça o princípio holístico de que a existência só pode ser plenamente compreendida na interconexão entre os indivíduos.

Dessa forma, o holismo, desde seus primórdios na filosofia grega até sua formulação contemporânea, tem sido um pilar essencial para o desenvolvimento do pensamento humano. Ele nos ensina que a realidade não pode ser fragmentada em partes isoladas, pois sua verdadeira essência reside nas conexões que unem todas as coisas. Ao adotarmos essa visão, podemos alcançar uma compreensão mais profunda da existência e agir de maneira mais harmoniosa no mundo.

Essa compreensão ampliada da realidade também nos desafia a repensar a maneira como estruturamos o conhecimento e organizamos nossas sociedades. O pensamento ocidental, por muito tempo, privilegiou a especialização e a fragmentação do saber, o que, apesar de ter impulsionado avanços significativos na ciência e na tecnologia, muitas vezes nos levou a perder de vista as relações fundamentais entre os fenômenos. Hoje, no entanto, enfrentamos uma era em que a complexidade dos problemas globais exige uma abordagem mais integrada. Questões ambientais, sociais e tecnológicas estão interligadas, e apenas um pensamento que considere essas conexões pode fornecer respostas eficazes para os desafios contemporâneos.

Essa necessidade de um olhar mais sistêmico se reflete em diversas áreas do conhecimento, desde a medicina integrativa, que busca compreender a saúde como um equilíbrio entre corpo, mente e ambiente, até a física quântica, que demonstra a interdependência das partículas subatômicas. Na esfera social, os movimentos que defendem uma economia circular e um modelo de desenvolvimento sustentável também partem desse princípio holístico, reconhecendo que o bem-estar humano depende da harmonia com o meio ambiente e com os sistemas nos quais estamos inseridos. Essa ressignificação do holismo no século XXI representa, assim, um retorno a uma sabedoria ancestral, agora amparada por novas descobertas e perspectivas científicas.

Se há algo que a trajetória do pensamento holístico nos ensina, é que a realidade não pode ser compreendida sem levar em conta as conexões que a estruturam. Seja na filosofia, na ciência ou na ética, a ideia de que o todo e as partes se influenciam mutuamente nos convida a enxergar o mundo com maior profundidade e responsabilidade. O futuro da humanidade depende, em grande parte, de nossa capacidade de reconhecer essa interdependência e agir a partir dela, promovendo uma coexistência mais equilibrada e consciente entre indivíduos, sociedades e natureza.

Capítulo 4
Física Quântica, Biologia e Ecologia

A ciência contemporânea revela uma realidade profundamente interconectada, na qual os fenômenos naturais não podem ser compreendidos isoladamente, mas como partes de um sistema dinâmico e interdependente. O avanço do conhecimento tem demonstrado que tanto as menores estruturas do universo quanto os sistemas vivos e ecológicos funcionam por meio de relações complexas, em que cada elemento influencia e é influenciado pelo todo. Essa perspectiva desafia a visão mecanicista tradicional, que buscava entender a natureza fragmentando-a em partes menores. Em vez disso, evidencia-se que os processos naturais operam de maneira integrada, sugerindo que a compreensão plena da realidade exige um olhar holístico. Essa abordagem tem sido fundamental para avanços em diversas áreas do conhecimento, revelando conexões que antes passavam despercebidas e permitindo que novas teorias sejam formuladas com base na interdependência dos fenômenos.

Na física, na biologia e na ecologia, o pensamento holístico tem desempenhado um papel central ao destacar que a interação entre os componentes de um sistema gera propriedades emergentes que não podem ser previstas pela análise isolada de suas partes. Na escala subatômica, os fenômenos quânticos demonstram que partículas aparentemente separadas podem estar correlacionadas de maneira instantânea, independentemente da distância que as separa, desafiando as concepções clássicas de espaço e tempo. No estudo dos organismos vivos, observa-se que suas funções dependem de uma rede intrincada de interações celulares e bioquímicas, tornando impossível compreender a vida sem levar em conta a totalidade de seus processos. Já na ecologia, percebe-se que a sobrevivência de qualquer espécie está diretamente ligada ao equilíbrio do ambiente em que habita, evidenciando que a natureza opera como um sistema unificado e dinâmico.

Essa visão integrada não apenas amplia a compreensão científica, mas também transforma a forma como os seres humanos interagem com o mundo. A consciência de que cada ação impacta o todo nos leva a repensar modelos de desenvolvimento, produção e convivência, promovendo abordagens mais sustentáveis e éticas para lidar com os desafios do século XXI. A interdisciplinaridade emerge como um elemento essencial para a solução de problemas globais, unindo conhecimentos de diferentes campos para lidar com questões como mudanças climáticas, degradação ambiental e saúde coletiva. Assim, o holismo na ciência não apenas fornece uma estrutura para compreender a complexidade do universo, mas também orienta práticas e decisões que visam a harmonia entre os sistemas naturais e humanos, impulsionando uma visão mais integrada e responsável da realidade.

A física quântica trouxe uma revolução na maneira como compreendemos a realidade ao revelar que o universo opera de forma profundamente interconectada. Um dos fenômenos mais fascinantes desse campo é o entrelaçamento quântico, no qual duas partículas podem se tornar tão intimamente ligadas que a alteração no estado de uma influencia instantaneamente a outra, independentemente da distância que as separa. Essa característica desafia a visão clássica de um mundo fragmentado e sugere uma unidade subjacente que transcende as noções tradicionais de espaço e tempo. Albert Einstein, intrigado por essa peculiaridade, referiu-se a ela como "ação fantasmagórica à distância", reconhecendo a complexidade do fenômeno, ainda que sem aceitá-lo completamente.

Além do entrelaçamento, outro princípio fundamental da física quântica é o da incerteza, formulado por Werner Heisenberg. Ele estabeleceu que não é possível medir simultaneamente com exatidão a posição e o momento de uma partícula. Essa limitação não decorre de falhas instrumentais, mas sim da própria natureza do universo, que se comporta de maneira probabilística e interdependente. Isso implica que o observador e o fenômeno observado não estão dissociados; ao contrário, a presença do observador influencia diretamente o resultado da medição. Com isso, a física quântica desafia a concepção de um universo composto por entidades isoladas, revelando que tudo faz parte de uma rede dinâmica de interações.

Se na escala subatômica a interconexão é um princípio fundamental, na biologia, o holismo se manifesta na organização dos seres vivos. A Teoria dos Sistemas, proposta por Ludwig von Bertalanffy, defende que os organismos não podem ser reduzidos a meras coleções de partes independentes, pois funcionam como sistemas abertos em constante interação com o ambiente. Cada célula, tecido e órgão contribui para o equilíbrio do todo, operando em uma harmonia que transcende a soma das partes individuais.

Um exemplo notável dessa perspectiva é o conceito de emergência, no qual características novas e complexas surgem da interação entre componentes mais simples. A consciência humana ilustra bem essa ideia: não pode ser explicada apenas pela análise isolada dos neurônios, pois emerge da complexa rede de conexões entre eles. Da mesma forma, propriedades como a auto-organização e a adaptação dos organismos demonstram que a vida se estrutura de maneira holística, com cada elemento desempenhando um papel fundamental para o funcionamento do sistema como um todo.

Além disso, a biologia também evidencia a interdependência dos seres vivos por meio das relações simbióticas. Muitas espécies coexistem em associações que garantem benefícios mútuos, como acontece entre as raízes das plantas e os fungos micorrízicos. Essa interação permite que as plantas absorvam nutrientes do solo com mais eficiência, enquanto os fungos obtêm carboidratos essenciais para sua sobrevivência. Esse tipo de cooperação não é exceção, mas sim uma regra na natureza, mostrando que a vida se sustenta através de uma rede de inter-relações.

Na ecologia, a perspectiva holística se torna ainda mais evidente ao considerar os ecossistemas como sistemas altamente interligados. James Lovelock, por meio da Teoria de Gaia, sugeriu que a Terra se comporta como um organismo vivo autorregulador, no qual biosfera, atmosfera, oceanos e solo interagem para manter condições favoráveis à vida. Esse modelo sugere que os elementos do planeta não operam de forma isolada, mas estão conectados por ciclos naturais que garantem estabilidade e equilíbrio ao meio ambiente.

Um exemplo clássico do funcionamento holístico da ecologia são as cadeias e teias alimentares, nas quais cada organismo ocupa um papel essencial. Os produtores primários, como as plantas, sustentam herbívoros, que por sua vez servem de alimento para predadores. A remoção de uma única espécie pode desencadear efeitos em cascata, desestabilizando todo o ecossistema. Esse fenômeno ressalta a necessidade de preservar a biodiversidade, pois a extinção de uma espécie pode comprometer a sobrevivência de inúmeras outras que dependem dela direta ou indiretamente.

Outro aspecto crucial da ecologia é a resiliência dos ecossistemas, que corresponde à capacidade de se recuperar de perturbações, como desastres naturais ou ações humanas. Sistemas ecológicos saudáveis, caracterizados por uma diversidade rica de organismos e interações, tendem a ser mais resilientes, pois possuem mecanismos naturais de compensação e adaptação. Esse entendimento reforça a importância de práticas sustentáveis e da conservação ambiental, pois um ecossistema degradado perde sua capacidade de regeneração e pode entrar em colapso.

Diante dessas constatações, a ciência moderna tem reconhecido cada vez mais a necessidade de uma abordagem holística para compreender e solucionar os desafios do mundo contemporâneo. A ciência dos sistemas complexos, por exemplo, investiga como padrões e propriedades emergem da interação de múltiplos componentes, aplicando esse conhecimento a diversas áreas, desde a meteorologia até a economia. A interdisciplinaridade, portanto, se torna uma ferramenta essencial para lidar com problemas globais, como as mudanças climáticas e a perda da biodiversidade.

Ao adotar um olhar integrado, percebemos que não é possível tratar questões ambientais, sociais e científicas de maneira isolada. As soluções eficazes exigem a consideração das inter-relações entre diferentes áreas do conhecimento, promovendo estratégias que abarquem os múltiplos aspectos da realidade. Assim, o holismo na ciência não apenas amplia nossa compreensão do universo, mas também orienta decisões que buscam maior equilíbrio entre humanidade e natureza, garantindo um futuro mais sustentável e harmonioso.

Essa nova perspectiva científica nos convida a repensar profundamente a relação entre os seres humanos e o mundo natural. Se tudo está interligado, então nossas ações, por menores que pareçam, reverberam em escalas muito maiores do que imaginamos. A degradação ambiental, por exemplo, não afeta apenas ecossistemas distantes, mas retorna sob a forma de mudanças climáticas, crises hídricas e colapsos na biodiversidade que impactam diretamente nossa qualidade de vida. Da mesma forma, avanços na medicina e na biotecnologia mostram que cuidar da saúde humana exige considerar não apenas aspectos biológicos isolados, mas também fatores ambientais, sociais e psicológicos, reconhecendo que o bem-estar individual está inserido em um contexto mais amplo.

Essa visão integrada ganha ainda mais relevância quando aplicada a modelos econômicos e sociais. Sistemas produtivos baseados na exploração desenfreada dos recursos naturais se mostram insustentáveis a longo prazo, levando à busca por alternativas como a economia regenerativa e a agroecologia, que respeitam os ciclos da natureza e promovem o equilíbrio entre desenvolvimento e conservação. Da mesma forma, políticas públicas eficazes devem levar em conta a interconexão entre fatores ambientais, educacionais e de saúde, garantindo soluções mais justas e abrangentes para os desafios da sociedade contemporânea. O reconhecimento de que cada elemento influencia o todo reforça a importância de abordagens colaborativas e transdisciplinares na construção de um futuro mais sustentável.

Ao unificar conhecimentos da física, biologia e ecologia sob um olhar holístico, percebemos que a ciência não apenas descreve a realidade, mas também nos orienta sobre como interagir com ela de maneira mais harmoniosa. A compreensão de que vivemos em um universo interligado nos convida a adotar um papel mais responsável em nossas escolhas diárias, seja no consumo consciente, na preservação do meio ambiente ou na valorização de relações humanas mais empáticas e cooperativas. Se queremos garantir um futuro viável para as próximas gerações, devemos reconhecer que a separação entre natureza e humanidade é apenas uma ilusão — e que o equilíbrio do todo depende da consciência e das ações de cada parte.

Capítulo 5
A Busca pela Unidade

A espiritualidade sempre esteve enraizada na busca pela compreensão da unidade essencial que permeia toda a existência. Desde os tempos mais remotos, diversas tradições espirituais desenvolveram conceitos que enfatizam a interconexão entre o ser humano, o universo e o princípio divino ou transcendente. Essa visão holística não apenas reconhece a presença de uma ordem subjacente à realidade, mas também propõe que a separação entre os seres é, em grande parte, uma ilusão gerada por uma percepção limitada. Ao longo da história, a espiritualidade tem servido como um meio de dissolver essa ilusão, promovendo a ideia de que cada indivíduo é uma expressão de um todo maior, interligado por forças visíveis e invisíveis que sustentam a vida. Assim, seja por meio da contemplação, da meditação ou de práticas rituais, a experiência espiritual busca transcender a fragmentação e revelar a harmonia inerente à existência.

Ao examinar diferentes tradições espirituais, percebe-se um denominador comum na valorização da unidade fundamental do universo. No Oriente, sistemas como o Hinduísmo e o Budismo ensinam que a verdadeira realidade transcende as distinções aparentes entre os seres e que o despertar espiritual ocorre quando se percebe essa interdependência essencial. No Ocidente, correntes místicas dentro do Cristianismo e do Islã também descrevem estados de comunhão profunda com o divino, nos quais a separação entre o eu e o outro se dissolve. Além dessas grandes tradições, sistemas espirituais mais ligados à natureza, como as crenças indígenas e o Xintoísmo, refletem um entendimento holístico do mundo, no qual cada elemento da criação é visto como sagrado e parte de um todo vivo e dinâmico. Dessa forma, a espiritualidade, independentemente de sua origem cultural, convida o indivíduo a perceber-se não como uma entidade isolada, mas como um elo em uma vasta rede de relações cósmicas.

No mundo contemporâneo, essa visão holística da espiritualidade ressurge como uma resposta às crises existenciais e ambientais que marcam a era moderna. Diante da fragmentação promovida pelo materialismo e pelo individualismo, cresce a necessidade de uma abordagem que resgate o sentido de pertencimento a um todo maior. A espiritualidade contemporânea muitas vezes integra sabedorias ancestrais com descobertas científicas, propondo que a consciência, a matéria e a energia formam uma teia inseparável. Movimentos como a ecologia espiritual e práticas contemplativas ganham força ao oferecerem caminhos para restaurar a conexão entre o ser humano e o planeta, reconhecendo que a cura individual está diretamente ligada ao equilíbrio do mundo ao redor. Dessa forma, a espiritualidade holística não apenas amplia a compreensão da realidade, mas também inspira um modo de vida mais harmônico e consciente, guiado pelo reconhecimento da interdependência que une todas as formas de existência.

A Unidade nas Tradições Espirituais se manifesta de diversas formas ao longo das tradições religiosas e filosóficas do mundo, refletindo uma percepção comum de que a realidade última é uma totalidade indivisível. No Hinduísmo, esse princípio é representado pelo conceito de Brahman, a essência absoluta e transcendente que permeia todas as coisas. Descrito como a realidade suprema, Brahman está além das distinções e dualidades da existência comum. Segundo as escrituras védicas e os Upanishads, alcançar a percepção dessa unidade é o objetivo final da jornada espiritual. Os sábios hindus ensinam que a identidade individual, ou atman, não é separada de Brahman, mas sim uma manifestação dele. A realização desse princípio, conhecida como moksha, ocorre quando a ilusão da separação se dissolve, permitindo que o indivíduo compreenda sua verdadeira natureza como parte inseparável do todo.

No Budismo, a interconexão fundamental da existência é expressa pelo conceito de pratītyasamutpāda, ou origem dependente. Essa visão sugere que tudo o que existe surge em relação a outras coisas, sem uma essência fixa ou independente. O ensinamento central de Buda enfatiza que a ideia de um eu separado é ilusória, uma construção mental que gera sofrimento. A libertação, ou nirvana, ocorre quando se transcende essa ilusão e se percebe a interdependência absoluta entre todos os fenômenos. A prática espiritual budista, incluindo a meditação e a atenção plena, tem como objetivo dissolver a percepção equivocada da separação, permitindo que o praticante experimente a unidade inerente à realidade.

No Taoismo, essa ideia de unidade se manifesta na concepção do Tao, a força universal que flui através de todas as coisas e que transcende a compreensão intelectual. O Tao Te Ching, obra fundamental atribuída a Laozi, descreve o Tao como o princípio fundamental da existência, um fluxo natural que deve ser seguido em vez de resistido. A prática espiritual no Taoismo consiste em alinhar-se a esse fluxo, reconhecendo que todas as dualidades – luz e sombra, yin e yang, vida e morte – são expressões de uma única realidade subjacente. Para o praticante taoísta, a harmonia surge quando se aceita essa interdependência e se vive de acordo com o ritmo natural do universo, em vez de tentar impor um controle artificial sobre a vida.

A Experiência da Unidade é descrita em várias tradições espirituais como um estado místico no qual a percepção da separação desaparece, dando lugar a um profundo sentimento de pertencimento ao todo. No Cristianismo, essa experiência é relatada por místicos como São João da Cruz e Santa Teresa de Ávila, que descreveram momentos de fusão com o divino nos quais o eu individual se dissolve na presença de Deus. São João da Cruz, em seu poema "Noite Escura da Alma", fala de uma jornada espiritual na qual a identidade do indivíduo é absorvida pela luz divina, resultando em uma experiência de amor e unidade absolutos. Para Santa Teresa, esse estado de união se manifesta como um êxtase profundo, no qual a alma se percebe imersa em Deus, sem distinção entre sujeito e objeto.

No Sufismo, a tradição mística do Islã, a busca pela unidade com Deus é expressa através do conceito de fana, que significa a aniquilação do ego na presença divina. Os sufis veem essa dissolução do eu como a meta da jornada espiritual, um processo no qual o indivíduo transcende as limitações da identidade pessoal e experimenta a totalidade do Ser. O poeta sufista Rumi capturou essa experiência em seus versos, descrevendo o amor divino como um fogo que consome a individualidade, deixando apenas a verdade essencial da existência. Para Rumi, Deus não está separado do mundo, mas presente em todas as coisas, e a verdadeira realização espiritual ocorre quando se reconhece essa unidade inerente.

A Espiritualidade e a Natureza também desempenham um papel fundamental na compreensão da unidade cósmica. Em muitas tradições indígenas, a Terra é reverenciada como uma mãe sagrada, e todos os seres vivos são considerados parte de uma grande teia interligada. Entre os povos nativos da América do Norte, por exemplo, a espiritualidade está profundamente enraizada na relação com a natureza, onde montanhas, rios e animais são vistos como dotados de espírito e consciência. O respeito pela natureza não é apenas uma questão ecológica, mas um princípio espiritual essencial, que sustenta a harmonia entre os humanos e o mundo ao seu redor.

No Xintoísmo, religião tradicional do Japão, a sacralidade da natureza se expressa no conceito de kami, espíritos que habitam montanhas, florestas, rios e até mesmo objetos inanimados. Os rituais xintoístas buscam honrar esses espíritos, reconhecendo que a vida humana está profundamente conectada ao ambiente natural. A preservação da natureza não é vista apenas como uma necessidade material, mas como um dever sagrado, pois destruir a natureza é considerado um ato de desrespeito aos kami. Essa visão inspira práticas que enfatizam o equilíbrio e a reverência pelo mundo natural, promovendo um modo de vida em sintonia com os ritmos do universo.

No mundo moderno, a necessidade de reconectar-se a essa visão holística da existência tem levado muitas pessoas a buscar formas de espiritualidade que integrem sabedorias antigas com descobertas contemporâneas. A Espiritualidade no Mundo Moderno se manifesta em movimentos como a ecologia espiritual, que combina a preocupação ambiental com uma compreensão espiritual da natureza. Essa abordagem reconhece que a crise ambiental é, em sua essência, também uma crise espiritual – um reflexo da desconexão entre a humanidade e o planeta. Muitas tradições espirituais ensinam que cuidar da Terra não é apenas uma responsabilidade ecológica, mas um ato sagrado, e que restaurar essa conexão pode ser um caminho para a cura tanto do indivíduo quanto do mundo ao redor.

A meditação e outras práticas contemplativas têm ganhado destaque como ferramentas para cultivar essa consciência de unidade. Técnicas como a atenção plena (mindfulness), a meditação transcendental e o yoga ajudam a acalmar a mente e expandir a percepção, permitindo que o praticante experimente um senso profundo de interconexão com tudo ao seu redor. Essas práticas não apenas proporcionam bem-estar psicológico, mas também promovem uma mudança na forma como os indivíduos se relacionam com o mundo, incentivando um estilo de vida mais compassivo, sustentável e alinhado com os princípios de unidade e harmonia.

Dessa forma, a espiritualidade contemporânea não busca apenas respostas metafísicas, mas também soluções para os desafios concretos da existência. Ao reconhecer que a cura do planeta e a realização espiritual estão interligadas, emerge um novo paradigma que valoriza a interdependência entre todos os seres. Seja através das tradições antigas ou das novas interpretações da espiritualidade, a busca pela unidade continua a ser um eixo central da jornada humana, inspirando maneiras mais conscientes e harmoniosas de viver.

Essa busca pela unidade, presente nas mais diversas tradições espirituais, reflete um anseio profundo do ser humano por pertencimento e significado. Em um mundo cada vez mais fragmentado, onde a individualidade é frequentemente exaltada em detrimento da coletividade, o resgate dessa visão integrada torna-se essencial. A compreensão de que a separação entre os seres é uma ilusão não apenas transforma a forma como enxergamos a nós mesmos, mas também influencia diretamente nossas relações interpessoais e nossa conexão com o planeta. Quando percebemos que fazemos parte de um todo maior, passamos a agir com mais empatia, responsabilidade e respeito, reconhecendo que cada gesto, por menor que seja, repercute na grande teia da existência.

No entanto, essa jornada rumo à unidade não se limita ao âmbito da espiritualidade tradicional. Em muitos aspectos, a ciência contemporânea tem corroborado essa visão, demonstrando que a interdependência é uma característica fundamental da realidade. A física quântica sugere que a separação entre matéria e energia é ilusória, enquanto a ecologia mostra que a sobrevivência de cada ser depende do equilíbrio do ecossistema ao seu redor. Esse diálogo entre espiritualidade e ciência fortalece a ideia de que a unidade não é apenas um conceito filosófico ou religioso, mas uma verdade fundamental da existência. Assim, o reencontro com essa perspectiva pode ser a chave para enfrentar os desafios do presente, promovendo um modo de vida mais harmônico e sustentável.

Ao longo da história, a busca pela unidade tem guiado a humanidade por caminhos diversos, seja na contemplação silenciosa dos monges, nas danças ritualísticas dos povos ancestrais ou nas pesquisas dos cientistas que tentam decifrar os mistérios do cosmos. No fim, todas essas abordagens convergem para uma mesma percepção: somos todos partes de um grande todo, interligados de maneiras que muitas vezes não compreendemos completamente. E talvez a maior lição dessa jornada seja justamente essa—não há separação entre nós e o universo, entre o espiritual e o material, entre o passado e o futuro. Há apenas o fluxo contínuo da existência, convidando-nos, a cada instante, a despertar para a profunda unidade que nos conecta.

Capítulo 6
A Hipótese de Gaia

A concepção de que a Terra opera como um sistema vivo e dinâmico ganha respaldo científico na Hipótese de Gaia, proposta por James Lovelock. Essa teoria apresenta a Terra como um sistema integrado, no qual organismos vivos e componentes físicos interagem continuamente para manter condições propícias à vida. Diferente de visões tradicionais que analisam os elementos do planeta de forma isolada, a Hipótese de Gaia destaca a interdependência entre biosfera, atmosfera, hidrosfera e geosfera, sustentando que a própria vida influencia ativamente a estabilidade do meio ambiente. Essa perspectiva sugere que processos biológicos não são meros produtos do ambiente terrestre, mas desempenham um papel essencial na sua regulação, criando um equilíbrio dinâmico ao longo do tempo. O conceito de Gaia não apenas amplia a compreensão sobre o funcionamento do planeta, mas também desafia abordagens convencionais da ciência, propondo um modelo sistêmico no qual as interações entre organismos e seu meio determinam a habitabilidade da Terra.

A ideia central da hipótese não implica que a Terra possua consciência ou intenção, mas sim que seus processos naturais operam de maneira autorreguladora, como um organismo vivo manteria sua homeostase. Evidências sugerem que a composição da atmosfera, por exemplo, não é um reflexo passivo de processos químicos e físicos, mas sim um resultado da interação entre a vida e o ambiente. A estabilidade dos níveis de oxigênio, a regulação do clima e a manutenção da salinidade dos oceanos são alguns dos mecanismos que sustentam essa visão. O equilíbrio dos gases atmosféricos, como oxigênio e dióxido de carbono, ocorre porque organismos fotossintetizantes ajustam a composição do ar, enquanto reações químicas e processos geológicos complementam essa regulação. Esse modelo sistêmico demonstra como a vida, desde microrganismos até ecossistemas complexos, molda e é moldada pelo ambiente em um ciclo contínuo de ajustes e respostas. A proposta de Lovelock, portanto, estabelece um novo paradigma para o estudo do planeta, incentivando uma abordagem mais integrada e holística sobre as relações ecológicas e geofísicas.

A Hipótese de Gaia também levanta questionamentos sobre o impacto da atividade humana no equilíbrio do planeta. Se a vida, ao longo de bilhões de anos, participou ativamente da manutenção das condições ideais para sua própria existência, a rápida modificação ambiental causada pelo homem pode representar uma ameaça a essa estabilidade. As mudanças climáticas, a poluição e a destruição de ecossistemas perturbam os mecanismos naturais de regulação, alterando a capacidade da Terra de se adaptar e manter o equilíbrio. Essa visão reforça a necessidade de um pensamento mais amplo e sustentável, no qual a humanidade reconheça sua participação no sistema terrestre como um todo. Compreender a Terra sob a perspectiva de Gaia nos leva a considerar que qualquer intervenção no meio ambiente deve ser analisada não apenas em seus efeitos imediatos, mas em sua influência nos processos globais que sustentam a vida.

A origem da Hipótese de Gaia remonta à década de 1970, quando o cientista James Lovelock, em colaboração com a microbióloga Lynn Margulis, desenvolvia métodos para detectar vida em outros planetas a serviço da NASA. Durante suas pesquisas, Lovelock começou a perceber que a atmosfera terrestre não era apenas um reflexo passivo de processos físicos e químicos, mas o resultado de uma interação constante entre os organismos vivos e seu ambiente. Esse insight levou à formulação da hipótese de que a Terra, como um todo, funciona como um sistema dinâmico e autorregulador, capaz de manter condições propícias à vida ao longo do tempo.

O nome "Gaia" foi sugerido pelo escritor William Golding, amigo de Lovelock, inspirado na deusa grega que personifica a Terra. A escolha desse nome reforçava a ideia de um planeta vivo, no qual os processos biológicos e geológicos trabalham em conjunto para garantir sua estabilidade. Lovelock adotou esse termo para enfatizar a interdependência entre os elementos naturais e a vida, desafiando a visão fragmentada que predominava na ciência até então. Sua proposta não implicava que a Terra tivesse consciência ou intenção, mas sim que seus mecanismos naturais operavam de maneira semelhante à homeostase de um organismo vivo.

A Hipótese de Gaia se baseia em alguns princípios fundamentais que descrevem como os componentes do planeta interagem para manter o equilíbrio necessário à vida. Um dos aspectos centrais dessa hipótese é o conceito de feedback, ou retroalimentação, que regula fatores essenciais como temperatura, composição atmosférica e salinidade dos oceanos. Um exemplo clássico é a regulação do clima. A concentração de gases na atmosfera, como o dióxido de carbono (CO_2) e o metano (CH_4), tem influência direta na temperatura global. Quando há um aumento na temperatura, certos processos biológicos, como a fotossíntese, podem se intensificar, absorvendo mais CO_2 e reduzindo o efeito estufa. Esse mecanismo de feedback negativo contribui para evitar variações extremas de temperatura, mantendo condições habitáveis.

Outro exemplo significativo da autorregulação terrestre é a manutenção da salinidade dos oceanos. Os rios constantemente transportam sais minerais para os mares, o que poderia, ao longo do tempo, aumentar a salinidade a níveis incompatíveis com a vida. No entanto, esse acúmulo excessivo não ocorre devido à atuação de processos biológicos e geológicos, como a formação de sedimentos e a ação de microrganismos marinhos que removem sais da água. Esse equilíbrio dinâmico impede que os oceanos se tornem excessivamente salgados e assegura a sobrevivência dos ecossistemas aquáticos.

A concepção da Terra como um sistema vivo enfatiza a interconexão entre seus componentes e a importância de compreendê-la de maneira integrada. A Hipótese de Gaia nos convida a abandonar a visão fragmentada do planeta e a reconhecer que todas as formas de vida, desde os microrganismos até os ecossistemas mais complexos, desempenham papéis fundamentais na manutenção das condições ambientais. Essa perspectiva sistêmica se alinha com a ciência moderna dos sistemas terrestres, que estuda a interação entre os elementos bióticos e abióticos do planeta.

Embora a Hipótese de Gaia tenha sido recebida com ceticismo em seus primeiros anos, suas ideias fundamentais passaram a ser incorporadas ao pensamento científico contemporâneo. Inicialmente, muitos cientistas questionaram a hipótese, argumentando que ela carecia de evidências concretas e que a ideia de um planeta autorregulador parecia exagerada. No entanto, com o avanço das pesquisas sobre os ciclos biogeoquímicos, ficou claro que os organismos vivos desempenham um papel essencial na regulação do ambiente terrestre. Estudos demonstraram que a composição da atmosfera, a temperatura global e outros fatores ambientais não são meros produtos do acaso, mas refletem interações complexas entre a biosfera e os demais componentes do planeta.

Atualmente, a Hipótese de Gaia é amplamente reconhecida como uma contribuição valiosa para a ciência dos sistemas terrestres. Embora a ideia de que a Terra funcione como um organismo vivo ainda gere debates, o conceito de que ela opera como um sistema interdependente é amplamente aceito. A compreensão de que a vida influencia ativamente o ambiente ajudou a reformular a maneira como estudamos as mudanças climáticas, a ecologia e a geofísica.

As implicações dessa hipótese vão além da ciência e tocam diretamente nas questões ambientais e na relação da humanidade com o planeta. Se a Terra tem sido capaz de manter condições favoráveis à vida por bilhões de anos, as ações humanas podem representar uma ameaça significativa a esse equilíbrio. A poluição, o desmatamento e a emissão excessiva de gases de efeito estufa perturbam os mecanismos naturais de regulação e podem comprometer a estabilidade climática e ecológica do planeta. O aquecimento global, o aumento da acidez dos oceanos e a perda de biodiversidade são exemplos de como as atividades humanas afetam os processos naturais que sustentam a vida.

A perspectiva oferecida pela Hipótese de Gaia nos leva a refletir sobre a necessidade de uma abordagem mais holística e sustentável para lidar com os desafios ambientais. Em vez de tratar problemas como o aquecimento global ou a extinção de espécies de forma isolada, devemos considerar as conexões entre todos os elementos do sistema terrestre. As soluções para as crises ambientais não podem se limitar a medidas paliativas; é preciso adotar estratégias integradas que levem em conta a interdependência entre clima, biodiversidade, recursos hídricos e atividades humanas.

Dessa forma, a Hipótese de Gaia nos ensina que cada ação tem repercussões em todo o sistema planetário. Se quisermos garantir um futuro sustentável, é essencial reconhecer nossa participação ativa na dinâmica terrestre e assumir a responsabilidade por preservar o equilíbrio que tem permitido a existência da vida por tanto tempo. Essa visão não apenas transforma nosso entendimento científico sobre a Terra, mas também reforça a necessidade de um compromisso coletivo com a preservação do meio ambiente.

Ao longo das décadas, a Hipótese de Gaia tem inspirado novas abordagens científicas e filosóficas sobre a relação entre vida e meio ambiente. Seu impacto vai além da academia, influenciando movimentos ecológicos, políticas ambientais e até mesmo a ética ambiental. A ideia de que a Terra funciona como um sistema autorregulador reforça a urgência de repensarmos nosso papel no planeta, não como dominadores da natureza, mas como participantes ativos de um equilíbrio que vem sendo construído há bilhões de anos. Essa mudança de perspectiva sugere que, em vez de explorarmos os recursos naturais sem considerar suas consequências, devemos aprender com os mecanismos naturais de regulação e adaptação que a própria Terra nos oferece.

Ao integrar essa visão sistêmica à nossa compreensão do planeta, podemos desenvolver tecnologias e estratégias que trabalhem em harmonia com os processos naturais, minimizando impactos negativos e promovendo um modelo de desenvolvimento sustentável. A ciência dos sistemas terrestres, impulsionada por ideias derivadas da Hipótese de Gaia, continua a avançar, revelando como as interações entre organismos e ambiente moldam o futuro da vida no planeta. A crescente conscientização sobre as mudanças climáticas e a necessidade de transições energéticas são reflexos dessa compreensão mais ampla, que nos leva a considerar soluções baseadas em ciclos naturais e processos regenerativos.

Assim, a Hipótese de Gaia permanece como um lembrete de que a Terra não é apenas um cenário para a vida, mas um sistema vivo em si, no qual cada elemento desempenha um papel fundamental na manutenção das condições ambientais. Reconhecer essa interdependência nos desafia a agir com mais responsabilidade e sensibilidade diante das crises ecológicas que enfrentamos. A verdadeira sustentabilidade só será alcançada quando enxergarmos a Terra não como um recurso a ser explorado, mas como um organismo do qual fazemos parte, cuja saúde e equilíbrio são essenciais para a continuidade da vida.

Capítulo 7
Respeitando a Interconexão da Vida

A compreensão da interconexão entre todas as formas de vida no planeta transforma a maneira como os seres humanos percebem seu papel no mundo natural. A ecologia profunda surge como uma resposta à visão reducionista e utilitarista que historicamente dominou as relações entre humanidade e meio ambiente. Em vez de considerar a natureza apenas como um recurso a ser explorado, essa abordagem propõe uma transformação radical na maneira como as pessoas interagem com os ecossistemas, reconhecendo a intrínseca interdependência entre todos os seres vivos. Essa perspectiva não se limita a ajustes técnicos ou soluções paliativas para problemas ambientais, mas busca uma revolução na consciência, na cultura e nos valores humanos, promovendo uma visão integrada e respeitosa da vida. Ao afirmar que cada ser possui um valor intrínseco, independentemente de sua utilidade para a humanidade, a ecologia profunda desafia a mentalidade dominante e convida a sociedade a reavaliar suas atitudes, políticas e hábitos em relação ao planeta.

Essa nova abordagem filosófica e ambientalista enfatiza que a crise ecológica não é apenas um problema técnico a ser resolvido com inovações científicas, mas sim uma crise de valores que exige mudanças profundas no modo de pensar e agir. A degradação dos ecossistemas, a perda da biodiversidade e o colapso climático não são eventos isolados, mas sintomas de um paradigma equivocado que separa os humanos da natureza e os coloca em posição de domínio. A ecologia profunda propõe, em contraste, um modelo de coexistência no qual a humanidade reconhece sua inserção em uma teia complexa de vida, onde todas as espécies desempenham papéis essenciais no equilíbrio do planeta. Essa visão desafia a estrutura hierárquica tradicional que coloca os interesses humanos acima dos demais seres vivos e sugere uma mudança para um modelo biocêntrico, onde cada organismo tem direito à existência e ao florescimento dentro do seu próprio contexto ecológico.

Ao adotar essa perspectiva, a ecologia profunda inspira práticas e movimentos voltados para a construção de um futuro sustentável e regenerativo. A valorização da diversidade biológica e cultural, a busca por estilos de vida mais simples e sustentáveis, e a defesa da justiça ecológica são alguns dos princípios que emergem dessa filosofia. Comunidades autossustentáveis, a permacultura, a restauração de ecossistemas degradados e a educação ecológica são exemplos práticos de como essa visão pode ser aplicada no dia a dia. Embora seja alvo de críticas por seu radicalismo e por questionar estruturas socioeconômicas consolidadas, a ecologia profunda apresenta um caminho para repensar a relação entre humanidade e natureza, promovendo um mundo mais equilibrado e harmonioso. Essa transformação não ocorre apenas por meio de mudanças políticas ou econômicas, mas por um despertar coletivo para a interconectividade da vida e para a responsabilidade compartilhada de preservar o planeta para as gerações futuras.

O termo "ecologia profunda" foi cunhado pelo filósofo norueguês Arne Naess em 1973, marcando uma distinção essencial entre uma abordagem superficial da ecologia e uma compreensão mais filosófica e holística da relação entre humanidade e natureza. Para Naess, a crise ambiental transcende a esfera técnica e se enraíza em um problema de valores e de visão de mundo. Enquanto a ecologia tradicional frequentemente se concentra em resolver problemas ambientais através de medidas pragmáticas e paliativas, a ecologia profunda propõe uma revolução mais abrangente na maneira como os seres humanos percebem sua conexão com o planeta.

A base dessa filosofia foi fortemente influenciada por diversas tradições espirituais e filosóficas, como o Budismo e o Taoismo, que enfatizam a harmonia com a natureza, além das cosmovisões indígenas que sempre sustentaram uma relação de respeito e reciprocidade com o meio ambiente. O pensamento holístico também contribuiu significativamente, fornecendo uma perspectiva sistêmica sobre os processos naturais e a interdependência entre os organismos. Além disso, figuras como Rachel Carson, autora de *Primavera Silenciosa*, e Aldo Leopold, com sua ética da terra expressa em *A Sand County Almanac*, ofereceram contribuições fundamentais ao destacar os impactos da ação humana sobre os ecossistemas e a necessidade de uma abordagem mais ética e responsável.

Na tentativa de estruturar essa visão, Arne Naess e George Sessions elaboraram, em 1984, um conjunto de princípios fundamentais que definem a ecologia profunda. O primeiro princípio estabelece o valor intrínseco de todas as formas de vida, independente de sua utilidade para os seres humanos. Esse conceito rompe com a mentalidade antropocêntrica predominante, reconhecendo que cada organismo tem direito à existência e ao desenvolvimento dentro de seu próprio nicho ecológico. A diversidade biológica e cultural é igualmente valorizada, pois garante a resiliência dos ecossistemas e fortalece a adaptação dos seres vivos às mudanças ambientais.

Outro princípio essencial da ecologia profunda é a necessidade de mudança no comportamento humano. Para garantir a saúde do planeta, é imperativo reduzir a interferência excessiva nos ecossistemas e adotar estilos de vida mais simples e sustentáveis. Isso implica uma revisão dos padrões de consumo, uma maior consciência sobre o impacto ambiental das atividades humanas e um esforço para alinhar as práticas cotidianas com o equilíbrio ecológico.

A justiça ecológica também ocupa um papel central dentro dessa perspectiva. A exploração indiscriminada da natureza está diretamente ligada à marginalização de comunidades vulneráveis, especialmente aquelas que dependem diretamente dos recursos naturais para sua sobrevivência. Dessa forma, a luta pela preservação ambiental não pode ser dissociada da busca por equidade social, pois ambos os aspectos estão profundamente interligados.

A interdependência entre todos os seres vivos reforça essa visão, pois evidencia que o bem-estar humano está intrinsecamente conectado à saúde do planeta. Quando ecossistemas são destruídos ou alterados de maneira irreversível, os impactos recaem não apenas sobre as espécies que os habitam, mas também sobre as populações humanas que dependem dos serviços ecossistêmicos para sua sobrevivência, como água limpa, ar puro e solo fértil.

A ecologia profunda também propõe uma noção ampliada de autorrealização, incentivando os indivíduos a se perceberem como parte de uma teia viva e interconectada, em vez de agentes isolados em um mundo fragmentado. Essa compreensão transforma a maneira como as pessoas enxergam sua identidade e propósito, fomentando um sentimento de pertencimento e responsabilidade para com o ambiente.

No âmbito político e social, a descentralização do poder é apontada como um caminho viável para promover maior sustentabilidade. Comunidades locais autossustentáveis, baseadas em modelos cooperativos e participativos, podem desempenhar um papel crucial na construção de sociedades mais justas e resilientes. Isso implica uma redistribuição das decisões para níveis mais próximos das realidades locais, permitindo uma gestão mais eficiente e respeitosa dos recursos naturais.

Além disso, a ecologia profunda defende a ação direta e não violenta como um meio legítimo de promover a justiça ecológica e proteger o meio ambiente. Manifestações, boicotes e práticas de resistência pacífica tornam-se ferramentas fundamentais para pressionar mudanças e conscientizar a sociedade sobre a urgência da crise ambiental.

A adoção de uma visão holística da natureza é uma das características centrais da ecologia profunda, pois rejeita a noção de que a humanidade ocupa um lugar superior na hierarquia da vida. Em vez disso, propõe que os seres humanos reconheçam seu papel dentro de um sistema maior e interdependente, no qual cada organismo possui uma função essencial. Esse deslocamento de perspectiva tem implicações profundas para os padrões de consumo, os modelos econômicos e as relações sociais, incentivando práticas mais responsáveis e harmônicas.

Essa abordagem se traduz em uma série de aplicações práticas que abrangem diversas áreas do cotidiano. No setor agrícola, por exemplo, a ecologia profunda promove métodos de cultivo sustentáveis, como a permacultura e a agricultura orgânica, que respeitam os ciclos naturais e minimizam o impacto ambiental. A restauração ecológica é outro aspecto essencial, com iniciativas voltadas para a recuperação de áreas degradadas e a conservação da biodiversidade.

O incentivo a um estilo de vida mais simples e consciente também faz parte dessa filosofia. Isso não significa abrir mão do conforto ou do progresso, mas repensar hábitos de consumo, reduzindo o desperdício e priorizando práticas mais sustentáveis. A educação ambiental desempenha um papel fundamental nesse processo, pois é por meio da conscientização que se pode promover uma transformação duradoura na mentalidade coletiva.

Apesar de suas contribuições valiosas, a ecologia profunda não está isenta de críticas. Alguns argumentam que sua proposta é utópica e difícil de ser implementada dentro do contexto globalizado e industrializado atual. Outros apontam que a ênfase na redução da interferência humana pode negligenciar as necessidades de populações em países em desenvolvimento, que frequentemente dependem da exploração dos recursos naturais para sua subsistência.

No entanto, seus defensores sustentam que a gravidade da crise ambiental exige mudanças radicais na maneira como a humanidade interage com o planeta. Eles argumentam que medidas paliativas não são suficientes para lidar com os desafios ecológicos do século XXI e que apenas uma transformação profunda nos valores e hábitos pode garantir um futuro sustentável para as próximas gerações.

Dessa forma, a ecologia profunda oferece não apenas um conjunto de princípios filosóficos, mas um chamado à ação, incentivando uma nova relação entre os seres humanos e o mundo natural. Ao reconhecer a interconectividade da vida e assumir a responsabilidade pela preservação dos ecossistemas, a sociedade pode dar um passo significativo em direção a um futuro mais equilibrado, onde o respeito à natureza e a justiça ecológica sejam valores centrais.

A adoção dessa perspectiva exige um compromisso contínuo com a mudança, tanto em nível individual quanto coletivo. Pequenas escolhas diárias, como a redução do consumo de recursos, o apoio a práticas agrícolas sustentáveis e a valorização da biodiversidade, somam-se a ações políticas e sociais que desafiam modelos predatórios de desenvolvimento. A transição para uma sociedade mais harmônica com a natureza não ocorre de maneira instantânea, mas se fortalece à medida que mais pessoas se conscientizam da necessidade de repensar suas relações com o mundo natural.

Mais do que uma filosofia abstrata, a ecologia profunda convida à experimentação prática de novas formas de convivência e organização. Projetos de regeneração ambiental, movimentos de resistência ecológica e redes de apoio comunitário demonstram que a mudança é possível e que alternativas sustentáveis já estão em construção. A urgência das crises ambientais, longe de ser um obstáculo, pode servir como catalisador para uma transformação coletiva, impulsionada por aqueles que reconhecem a interdependência da vida e desejam agir em favor dela.

A interconexão entre todos os seres vivos nos lembra que nossas ações reverberam muito além do presente imediato. Ao reconhecer o valor intrínseco da natureza e assumir uma postura de respeito e cooperação, a humanidade tem a oportunidade de redefinir seu papel no planeta. A construção de um futuro sustentável não depende apenas de avanços tecnológicos ou de mudanças políticas, mas de uma revolução na forma como percebemos e vivemos nossa relação com o mundo natural.

Capítulo 8
Holismo e Sustentabilidade

A busca por um futuro sustentável exige uma mudança profunda na forma como compreendemos e interagimos com o mundo. Em um planeta onde os desafios ambientais, sociais e econômicos estão intrinsecamente ligados, torna-se essencial abandonar visões fragmentadas e adotar uma abordagem holística, que reconheça a interdependência entre todos os sistemas. A crise climática, o esgotamento dos recursos naturais, a desigualdade social e a instabilidade econômica não são problemas isolados, mas sintomas de um modelo de desenvolvimento que prioriza ganhos imediatos em detrimento da harmonia a longo prazo. Para superar esses desafios, é fundamental integrar conhecimento, inovação e valores éticos, promovendo uma visão que respeite os limites da natureza, garanta justiça social e impulsione uma economia sustentável.

A abordagem holística parte do princípio de que nenhuma solução eficaz pode ser encontrada sem considerar o impacto de cada ação dentro do conjunto maior do sistema global. As soluções tradicionais, muitas vezes limitadas a ajustes pontuais, falham por ignorar conexões vitais entre diferentes setores e aspectos da vida humana e ambiental. Quando políticas públicas ou avanços tecnológicos buscam corrigir um problema específico sem levar em conta seu efeito em outras áreas, os resultados podem ser contraditórios. Por exemplo, práticas agrícolas intensivas aumentam a produção de alimentos no curto prazo, mas empobrecem o solo, contaminam fontes de água e contribuem para o desmatamento, criando novos problemas ambientais e sociais. Da mesma forma, soluções energéticas que reduzem a emissão de carbono podem ter impactos negativos se não forem planejadas de forma integrada, como a competição entre biocombustíveis e a segurança alimentar. O holismo propõe que toda decisão seja tomada com uma visão ampla, considerando como diferentes fatores interagem e influenciam uns aos outros ao longo do tempo.

Diante dessa realidade, a sustentabilidade holística se apresenta como um caminho essencial para redefinir nossa relação com o planeta e com nós mesmos. A transição para esse modelo exige mudanças estruturais na economia, na cultura e na forma como organizamos nossas sociedades, priorizando um equilíbrio dinâmico entre preservação ambiental, desenvolvimento econômico e bem-estar social. Isso significa incentivar práticas como a economia circular, que reduz o desperdício e otimiza recursos; a agricultura regenerativa, que mantém a fertilidade dos solos e protege a biodiversidade; e o planejamento urbano sustentável, que integra espaços verdes, transporte eficiente e inclusão social. Além disso, a educação desempenha um papel central nessa transformação, promovendo uma consciência coletiva voltada para soluções integradas e de longo prazo. Somente ao reconhecer que todas as formas de vida e atividades humanas fazem parte de um sistema interconectado, será possível construir um futuro verdadeiramente sustentável, baseado na harmonia entre progresso e preservação.

A necessidade de uma abordagem holística se torna evidente quando analisamos as limitações da sustentabilidade tradicional, que muitas vezes foca separadamente nos aspectos ambiental, social e econômico. Esse modelo fragmentado pode levar a soluções que, embora resolvam um problema específico, criam novos desafios em outras áreas. Um exemplo claro disso é a produção de biocombustíveis, que visa reduzir as emissões de carbono, mas pode resultar em desmatamento acelerado e competição por terras agrícolas, comprometendo a segurança alimentar e a biodiversidade. Dessa forma, torna-se essencial adotar um olhar integrador, compreendendo que cada ação em um setor reverbera em todo o sistema global.

O holismo nos convida a enxergar esses pilares como interconectados e interdependentes, exigindo que qualquer solução sustentável leve em consideração as interações complexas entre sistemas ambientais, sociais e econômicos. Ao invés de intervenções isoladas, precisamos de estratégias que abordem os desafios em sua totalidade, promovendo benefícios mútuos e evitando efeitos colaterais negativos. Um exemplo disso é o desenvolvimento de políticas de reflorestamento que, além de capturar carbono, também regeneram ecossistemas, protegem fontes de água e promovem inclusão social por meio do envolvimento de comunidades locais na restauração ambiental. Essa abordagem sistêmica se torna imprescindível para garantir que as respostas aos desafios globais sejam eficazes e duradouras.

A sustentabilidade holística se fundamenta em princípios essenciais que orientam a criação de soluções equilibradas e integradas. O primeiro desses princípios é a interconexão, que reconhece que todas as áreas da vida estão interligadas e que nenhuma ação ocorre isoladamente. Isso significa que mudanças no uso do solo, na produção industrial ou no consumo energético terão impactos que vão além de seus setores diretos, afetando a biodiversidade, o clima e a sociedade como um todo.

O equilíbrio é outro princípio central, pois busca harmonizar as necessidades ambientais, sociais e econômicas, garantindo que uma dessas dimensões não seja priorizada em detrimento das outras. Modelos de desenvolvimento sustentável devem ser pensados de maneira a permitir o crescimento econômico sem comprometer a integridade dos ecossistemas ou aumentar as desigualdades sociais.

A resiliência também se destaca como um pilar essencial. Sistemas sustentáveis precisam ser capazes de se adaptar e se recuperar de perturbações, sejam elas crises econômicas, mudanças climáticas ou desastres naturais. Estratégias como diversificação de fontes de energia, fortalecimento da agricultura local e implementação de infraestruturas resilientes são exemplos de como a sustentabilidade holística pode aumentar a capacidade de adaptação da sociedade frente aos desafios futuros.

Outro aspecto fundamental é a justiça, que exige a distribuição equitativa dos benefícios e custos da sustentabilidade. Isso significa que políticas ambientais não podem prejudicar comunidades vulneráveis, e que decisões sobre o uso de recursos naturais devem levar em conta tanto as gerações atuais quanto as futuras. A inclusão de populações marginalizadas nos processos de tomada de decisão e a implementação de mecanismos de compensação justa são estratégias que garantem que o progresso sustentável seja verdadeiramente democrático.

Por fim, a visão de longo prazo é indispensável para uma abordagem holística, pois as escolhas feitas hoje terão impactos duradouros. Planejar cidades, infraestruturas e modelos econômicos considerando seu impacto para as próximas gerações é fundamental para evitar soluções paliativas que apenas postergam problemas. Investimentos em educação ambiental, conservação de recursos naturais e tecnologias sustentáveis são medidas que garantem um futuro equilibrado e próspero.

Na prática, a sustentabilidade holística pode ser aplicada em diversas áreas, trazendo soluções inovadoras para desafios urbanos, agrícolas e industriais. No planejamento urbano, por exemplo, um modelo holístico não se limita à infraestrutura física, mas considera a qualidade de vida, a inclusão social e a resiliência ambiental. Isso envolve a criação de espaços verdes que proporcionam bem-estar e reduzem a temperatura das cidades, o incentivo ao transporte público sustentável e a integração de tecnologias que minimizam o consumo de energia e recursos.

Na agricultura, a abordagem holística se manifesta na adoção de práticas regenerativas que buscam restaurar a saúde do solo, conservar a água e proteger a biodiversidade. Técnicas como a agrofloresta, que combina espécies agrícolas e árvores nativas para criar ecossistemas produtivos e equilibrados, a rotação de culturas para manter a fertilidade do solo e o uso de compostos orgânicos para reduzir a dependência de fertilizantes sintéticos são estratégias que promovem um sistema alimentar sustentável.

Outro exemplo significativo é a economia circular, um modelo que propõe uma mudança radical na forma como utilizamos recursos. Diferente do modelo linear de "extrair, produzir e descartar", a economia circular se baseia na reutilização, reciclagem e regeneração de materiais, reduzindo o desperdício e maximizando a eficiência. Empresas que adotam essa abordagem investem em embalagens biodegradáveis, processos de produção que minimizam resíduos e sistemas de logística reversa para reaproveitamento de produtos.

A educação também desempenha um papel essencial nesse processo, pois um modelo holístico de ensino vai além da transmissão de informações técnicas e incentiva valores e atitudes sustentáveis. A educação para a sustentabilidade deve enfatizar a interconexão de todas as formas de vida e a responsabilidade coletiva na preservação do planeta. Escolas e universidades podem incluir práticas como hortas comunitárias, projetos de reaproveitamento de materiais e iniciativas de engajamento ambiental para tornar o aprendizado mais prático e significativo.

No entanto, a transição para uma sustentabilidade holística enfrenta desafios consideráveis. Um dos maiores obstáculos é a resistência à mudança, especialmente em sistemas econômicos e políticos que priorizam ganhos imediatos em detrimento do bem-estar a longo prazo. Reformular cadeias produtivas, repensar modelos de crescimento e integrar princípios ecológicos às políticas públicas exige vontade política, investimentos estratégicos e um esforço conjunto entre governos, empresas e a sociedade civil.

Além disso, a complexidade dos sistemas globais torna difícil prever e gerenciar todos os impactos das ações sustentáveis. Uma solução bem-intencionada pode gerar consequências inesperadas se não for analisada de forma abrangente. Por isso, a pesquisa científica e o monitoramento contínuo são ferramentas indispensáveis para garantir que as estratégias implementadas realmente promovam equilíbrio e resiliência.

Apesar desses desafios, há inúmeras oportunidades para avançar em direção a um modelo mais sustentável. A crescente conscientização sobre os problemas ambientais e sociais tem impulsionado a demanda por soluções integradas e inovadoras. Tecnologias emergentes, como fontes de energia renovável, inteligência artificial aplicada à gestão de recursos e biotecnologia para a regeneração ambiental, oferecem ferramentas poderosas para a construção de um futuro mais equilibrado.

A colaboração global também se mostra essencial. O intercâmbio de conhecimentos, a cooperação entre nações e a criação de redes de inovação sustentável são estratégias fundamentais para enfrentar desafios que ultrapassam fronteiras, como as mudanças climáticas e a escassez de recursos.

Enquanto governos e empresas desempenham um papel central nesse processo, os indivíduos também têm um impacto significativo na construção de um mundo mais sustentável. Pequenas mudanças no estilo de vida, como reduzir o consumo excessivo, optar por produtos de origem sustentável, evitar desperdício de alimentos e apoiar iniciativas locais de preservação, contribuem para um efeito coletivo transformador. Além disso, a disseminação do conhecimento e o engajamento em causas ambientais fortalecem a cultura da sustentabilidade, promovendo uma mentalidade que valoriza o equilíbrio e a responsabilidade compartilhada.

Ao adotar uma abordagem holística, podemos enfrentar os desafios globais de maneira mais eficaz e construir um futuro verdadeiramente sustentável. A sustentabilidade holística não é apenas um conceito teórico, mas um caminho que exige comprometimento, inovação e colaboração para garantir a harmonia entre progresso e preservação.

A adoção dessa perspectiva exige uma mudança na forma como as sociedades planejam seu desenvolvimento, reconhecendo que cada decisão tem implicações amplas e interconectadas. Em vez de medidas fragmentadas e reativas, a sustentabilidade holística propõe estratégias proativas e sistêmicas, que consideram tanto os impactos imediatos quanto os efeitos de longo prazo. Para isso, é necessário um esforço coletivo que envolva governos, empresas, instituições acadêmicas e a sociedade civil, promovendo políticas e práticas que incentivem a regeneração ambiental, a equidade social e o uso responsável dos recursos naturais.

Essa transformação não significa abrir mão do progresso ou do crescimento econômico, mas redefinir seus parâmetros para que sejam compatíveis com a resiliência dos ecossistemas e o bem-estar humano. Modelos de desenvolvimento que valorizam a cooperação, a inovação sustentável e o respeito aos ciclos naturais demonstram que é possível prosperar sem comprometer as bases que sustentam a vida no planeta. Ao integrar diferentes áreas do conhecimento e considerar a interdependência entre sistemas ecológicos, sociais e econômicos, abre-se caminho para um futuro em que o equilíbrio entre a humanidade e a natureza seja não apenas um ideal, mas uma realidade concreta.

O desafio de construir esse futuro exige não apenas avanços tecnológicos e mudanças institucionais, mas também um compromisso ético e cultural com a preservação da vida em todas as suas formas. A sustentabilidade holística não se trata apenas de minimizar impactos negativos, mas de criar soluções regenerativas que fortaleçam os ecossistemas e promovam justiça para todas as gerações. Ao compreendermos que estamos inseridos em uma teia de relações interdependentes, podemos agir com mais consciência e responsabilidade, garantindo que o legado deixado para o futuro seja de harmonia, abundância e respeito à complexidade do mundo natural.

Capítulo 9
A Sabedoria dos Ecossistemas

A natureza opera como um grande sistema dinâmico e interconectado, onde cada organismo e elemento desempenha um papel fundamental na manutenção do equilíbrio ecológico. Diferente de modelos lineares e fragmentados de organização humana, os ecossistemas funcionam por meio de ciclos fechados, aproveitando e transformando recursos de maneira eficiente. Essa complexa rede de interdependências demonstra que a sustentabilidade não é apenas um conceito abstrato, mas um princípio intrínseco à própria vida. A capacidade dos ecossistemas de se autorregularem, adaptarem-se a mudanças e prosperarem por longos períodos sem gerar desperdício ou colapsar evidencia uma inteligência natural que pode servir de inspiração para repensarmos nossas estruturas sociais, econômicas e ambientais. Ao compreender e aplicar os princípios da ecologia, podemos construir sociedades mais resilientes, colaborativas e harmoniosas, reduzindo impactos negativos e promovendo a regeneração dos recursos naturais.

A resiliência ecológica é um dos aspectos mais notáveis da natureza. Ecossistemas saudáveis não apenas se mantêm em equilíbrio, mas também possuem mecanismos de recuperação diante de perturbações externas, como mudanças climáticas, incêndios ou introdução de novas espécies. Essa resiliência é resultado da diversidade biológica, da interdependência entre os organismos e da eficiência dos ciclos naturais. Em contraste, sistemas humanos que negligenciam esses princípios tornam-se frágeis, dependentes de insumos externos e vulneráveis a crises. A monocultura agrícola, por exemplo, exemplifica essa vulnerabilidade: ao priorizar apenas uma espécie vegetal em vastas extensões de terra, reduz a biodiversidade, empobrece o solo e exige o uso intensivo de fertilizantes e pesticidas. Aprender com os ecossistemas significa adotar práticas que promovam a diversidade e a regeneração, garantindo estabilidade a longo prazo e reduzindo a necessidade de intervenções artificiais para corrigir desequilíbrios criados pelo próprio modelo humano de exploração.

Além da resiliência, os ecossistemas ensinam que a competição e a cooperação coexistem em harmonia. Embora a seleção natural impulsione a evolução por meio da concorrência entre espécies, a colaboração é igualmente essencial para a sobrevivência. Relações simbióticas, como a polinização realizada por abelhas ou a associação entre fungos e raízes de plantas, mostram que a cooperação aumenta a eficiência e fortalece os sistemas. Esse equilíbrio também pode ser aplicado às sociedades humanas, incentivando uma abordagem mais colaborativa na economia, na política e nas relações sociais. Modelos baseados apenas na competição exacerbada geram desigualdade e degradação ambiental, enquanto iniciativas baseadas na cooperação promovem inovação, bem-estar e sustentabilidade. Ao observar e aprender com os ecossistemas, podemos construir um futuro mais equilibrado, onde o desenvolvimento humano aconteça em harmonia com a natureza, e não à sua custa.

A interconexão nos ecossistemas se revela como um princípio fundamental que sustenta a teia da vida. Cada organismo, desde as microscópicas bactérias até os imponentes predadores do topo da cadeia alimentar, desempenha um papel indispensável na manutenção do equilíbrio ecológico. A interação entre plantas, herbívoros, carnívoros e decompositores forma um ciclo contínuo, onde nada se perde e tudo se transforma. As plantas, ao realizarem a fotossíntese, convertem a energia solar em alimento e liberam oxigênio, essencial para a respiração dos demais seres vivos. Os herbívoros se alimentam das plantas, transferindo essa energia para outro nível da cadeia trófica. Em seguida, os predadores controlam a população dos herbívoros, impedindo que eles consumam vegetação em excesso e provoquem desequilíbrios ambientais. Por fim, os decompositores, como fungos e bactérias, quebram a matéria orgânica de organismos mortos, devolvendo nutrientes ao solo e fechando o ciclo de vida.

Esse intricado sistema nos ensina que todas as ações possuem consequências que reverberam muito além do que conseguimos perceber imediatamente. A remoção de uma única espécie pode gerar impactos imprevisíveis, desencadeando reações em cascata que desestabilizam todo o ecossistema. Por exemplo, a extinção de um predador natural pode levar ao crescimento descontrolado da população de herbívoros, resultando na degradação da vegetação e, eventualmente, na escassez de recursos para outras espécies. De maneira análoga, no contexto humano, nossas escolhas diárias—seja no consumo de bens, na alimentação ou no uso dos recursos naturais—afetam diretamente o meio ambiente e a sociedade. A interconexão ecológica reflete a interdependência humana, onde decisões individuais e coletivas moldam o futuro do planeta.

A diversidade biológica é outro pilar essencial para a resiliência dos ecossistemas. Ambientes ricos em biodiversidade possuem maior capacidade de adaptação e recuperação diante de perturbações, como incêndios, secas ou epidemias. Quando há uma variedade genética e de espécies, sempre existirão organismos capazes de resistir a mudanças ambientais, garantindo a continuidade da vida. O desaparecimento de uma espécie pode ser compensado por outra com funções ecológicas semelhantes, preservando o equilíbrio do sistema. Por exemplo, florestas tropicais, repletas de diferentes tipos de árvores, aves, insetos e mamíferos, são extremamente resilientes devido à sua diversidade. Em contraste, ecossistemas empobrecidos, como monoculturas agrícolas, são vulneráveis a pragas e doenças, pois a ausência de diversidade impede que o sistema se regule naturalmente.

Essa lógica também se aplica às sociedades humanas. Comunidades diversas, compostas por pessoas de diferentes culturas, habilidades e perspectivas, tendem a ser mais inovadoras e adaptáveis a mudanças. Quando há diversidade de pensamento, soluções criativas emergem para enfrentar desafios complexos. Empresas que valorizam equipes multidisciplinares, por exemplo, costumam ser mais resilientes e competitivas no mercado. Da mesma forma, sociedades que promovem a inclusão e o respeito às diferenças fortalecem sua capacidade de superar crises e evoluir.

Nos ecossistemas, a energia e os nutrientes circulam de forma cíclica, garantindo a sustentabilidade a longo prazo. O ciclo da água, o ciclo do carbono e o ciclo do nitrogênio são exemplos de processos naturais que permitem a renovação contínua dos elementos essenciais à vida. A água, evaporando dos oceanos, forma nuvens que geram chuvas, reabastecendo rios e aquíferos antes de retornar aos mares. O carbono, fundamental para a constituição dos seres vivos, circula entre a atmosfera, os organismos e os sedimentos, sendo constantemente reciclado. Esses processos naturais demonstram a eficiência dos sistemas ecológicos em manter recursos disponíveis indefinidamente.

Esse princípio pode ser aplicado na organização das atividades humanas por meio do conceito de economia circular. Diferente do modelo linear tradicional de "extrair, produzir e descartar", a economia circular propõe a reutilização e reciclagem dos materiais, reduzindo desperdícios e minimizando impactos ambientais. Produtos podem ser projetados para ter uma vida útil prolongada, e resíduos podem ser transformados em novos recursos. Tecnologias como a compostagem de resíduos orgânicos, a captação e reuso da água da chuva e a reciclagem de plásticos e metais seguem essa lógica inspirada nos ciclos naturais, promovendo um uso mais inteligente e sustentável dos recursos.

A adaptação e a evolução são características inerentes aos ecossistemas, que constantemente se ajustam às mudanças ambientais. A evolução ocorre por meio da seleção natural, onde os organismos mais bem adaptados a determinadas condições sobrevivem e se reproduzem, transmitindo suas características às gerações futuras. Espécies desenvolvem novas estratégias para lidar com predadores, encontrar alimento ou resistir a condições adversas. Por exemplo, certas plantas do deserto evoluíram para armazenar grandes quantidades de água em seus tecidos, garantindo sua sobrevivência em climas áridos.

Na sociedade humana, essa capacidade de adaptação é igualmente crucial. Em um mundo em constante transformação, com avanços tecnológicos, mudanças climáticas e desafios econômicos, a flexibilidade e a resiliência são fundamentais. Indivíduos, empresas e governos que conseguem se reinventar diante das adversidades têm maiores chances de prosperar. O aprendizado contínuo, a inovação e a capacidade de reformular estratégias são aspectos que garantem a sobrevivência e o progresso no longo prazo.

Nos ecossistemas, a competição e a cooperação coexistem de forma harmoniosa. A competição impulsiona a evolução ao selecionar os indivíduos mais aptos, enquanto a cooperação permite que espécies se beneficiem mutuamente. Relações simbióticas, como a associação entre fungos micorrízicos e raízes de plantas, demonstram como a colaboração fortalece os sistemas naturais. Os fungos fornecem nutrientes essenciais às plantas, que, por sua vez, compartilham carboidratos com os fungos. Esse tipo de parceria melhora a eficiência do ecossistema e aumenta sua resiliência.

Da mesma maneira, na sociedade, tanto a competição quanto a cooperação são essenciais para o desenvolvimento. Empresas que competem por inovação impulsionam o progresso tecnológico, mas parcerias estratégicas entre setores podem gerar soluções sustentáveis para problemas globais. Modelos econômicos baseados exclusivamente na competição extrema podem gerar desigualdade e degradação ambiental, enquanto sistemas que equilibram colaboração e concorrência promovem prosperidade e equilíbrio social.

A aplicação prática da sabedoria dos ecossistemas pode revolucionar diversas áreas, desde o design de cidades até a gestão empresarial. O conceito de design regenerativo, por exemplo, busca não apenas minimizar impactos ambientais, mas também restaurar e fortalecer os ecossistemas. Isso inclui edifícios projetados para gerar mais energia do que consomem, iniciativas de reflorestamento urbano e a criação de espaços verdes integrados às cidades. A gestão sustentável dos recursos naturais também se beneficia dessa abordagem, considerando as interações complexas entre os sistemas naturais e humanos. Estratégias como a agrofloresta, que combina espécies agrícolas e árvores nativas para restaurar solos e promover a biodiversidade, exemplificam essa aplicação.

Além disso, a economia circular, inspirada nos ciclos ecológicos, transforma resíduos em recursos e promove a reutilização contínua dos materiais. Empresas que adotam esse modelo reduzem custos, minimizam impactos ambientais e aumentam sua eficiência. Tecnologias inovadoras, como a produção de bioplásticos a partir de resíduos orgânicos e sistemas de energia renovável descentralizada, demonstram como a natureza pode servir de inspiração para um desenvolvimento mais sustentável.

A sabedoria dos ecossistemas nos oferece valiosas lições sobre interconexão, diversidade, ciclos, adaptação e cooperação. Ao aprender com a natureza, podemos criar sociedades mais resilientes e equilibradas, garantindo um futuro sustentável para as próximas gerações. A inteligência ecológica nos ensina que não estamos separados do ambiente que nos cerca, mas somos parte integrante dele, e nossa sobrevivência depende do respeito e da harmonia com os sistemas naturais.

A compreensão dos princípios que regem os ecossistemas nos convida a repensar a forma como estruturamos nossas sociedades e interagimos com o mundo natural. Ao adotarmos abordagens inspiradas na natureza, podemos criar sistemas mais resilientes e sustentáveis, promovendo uma coexistência equilibrada entre progresso humano e preservação ambiental. A biomimética, por exemplo, vem demonstrando como a observação dos processos naturais pode inspirar soluções inovadoras em diversas áreas, desde o design de materiais até a gestão urbana e industrial. A natureza já solucionou muitos dos desafios que enfrentamos hoje, e aprender com suas estratégias pode ser a chave para um futuro mais harmônico.

Além disso, a valorização da diversidade ecológica e social se revela como um fator essencial para a sustentabilidade e a inovação. Assim como ecossistemas diversos são mais resilientes a mudanças e desafios, sociedades que promovem inclusão e pluralidade cultural estão mais preparadas para lidar com crises e encontrar soluções criativas para problemas complexos. Isso implica repensar modelos de desenvolvimento, priorizando abordagens regenerativas, colaborativas e integradas, que respeitem os ritmos naturais e garantam qualidade de vida para as futuras gerações.

A sabedoria dos ecossistemas nos lembra que não somos entidades separadas da natureza, mas parte de uma vasta rede interdependente. Cada ação que tomamos reverbera no equilíbrio global, afetando não apenas nossa espécie, mas todas as formas de vida no planeta. Ao integrar esse conhecimento às nossas escolhas diárias e decisões coletivas, podemos trilhar um caminho de maior respeito, consciência e regeneração. Construir um futuro sustentável não significa apenas minimizar impactos negativos, mas agir ativamente para restaurar e fortalecer os sistemas naturais, garantindo que a vida continue a florescer em sua plenitude.

Capítulo 10
Enfrentando Desafios Globais

A crise climática representa um dos desafios mais abrangentes e urgentes da humanidade, exigindo uma mudança fundamental na forma como interagimos com o planeta. Diferente de problemas isolados que podem ser resolvidos com soluções pontuais, as mudanças climáticas envolvem uma complexa rede de fatores ambientais, sociais, econômicos e políticos que se influenciam mutuamente. O aumento da temperatura global, a intensificação de eventos climáticos extremos e a perda de biodiversidade não são meros sintomas de um problema ambiental, mas reflexos de um modelo de desenvolvimento insustentável que priorizou o crescimento econômico imediato em detrimento da estabilidade dos sistemas naturais. Para enfrentar essa crise de maneira eficaz, é essencial adotar uma abordagem holística, reconhecendo que cada ação tem repercussões em múltiplas dimensões e que soluções fragmentadas não serão suficientes para reverter os danos já causados.

Uma visão holística das mudanças climáticas exige que compreendamos as conexões entre diferentes setores e regiões do planeta. O desmatamento na Amazônia, por exemplo, não afeta apenas a biodiversidade local, mas também influencia o regime de chuvas em outros continentes, altera a absorção de carbono da atmosfera e afeta a segurança alimentar global. Da mesma forma, a dependência de combustíveis fósseis não apenas contribui para o aquecimento global, mas também perpetua desigualdades socioeconômicas, financiando indústrias poluentes e retardando a transição para uma economia sustentável. O holismo nos ensina que todas as ações humanas estão inseridas em um sistema global interdependente, onde decisões tomadas em um local podem ter impactos duradouros em escala planetária. Assim, qualquer solução para a crise climática precisa integrar aspectos ambientais, sociais e econômicos, garantindo que os avanços na redução de emissões e na restauração ecológica sejam acompanhados de justiça social e prosperidade sustentável para todas as populações.

A resposta a esse desafio exige a implementação de estratégias coordenadas que combinem mitigação e adaptação, promovam a restauração dos ecossistemas e incentivem mudanças estruturais nos padrões de consumo e produção. A transição para fontes de energia renovável, por exemplo, não pode ocorrer sem considerar seus impactos sobre trabalhadores e comunidades dependentes de setores tradicionais. Da mesma forma, políticas agrícolas sustentáveis devem garantir a segurança alimentar sem comprometer a regeneração dos solos e a preservação da biodiversidade. A colaboração entre governos, empresas, cientistas e cidadãos é essencial para desenvolver soluções eficazes e garantir sua aplicação em escala global. Além disso, é fundamental promover uma mudança de mentalidade, incentivando uma nova relação entre sociedade e meio ambiente baseada no respeito, na interdependência e na responsabilidade compartilhada. Somente ao adotar essa visão integrada e sistêmica, a humanidade poderá enfrentar as mudanças climáticas de forma eficiente e construir um futuro mais equilibrado e sustentável.

As mudanças climáticas representam um fenômeno de imensa complexidade, no qual múltiplos elementos interagem em um delicado equilíbrio. A atmosfera, os oceanos, a biosfera e a criosfera estão profundamente interligados, e qualquer alteração em um desses componentes repercute em todo o sistema. A elevação das concentrações de gases de efeito estufa, como o dióxido de carbono (CO_2) e o metano (CH_4), tem desencadeado um aquecimento global sem precedentes, resultando no derretimento das calotas polares e geleiras, na elevação do nível dos oceanos, na acidificação das águas marinhas e na intensificação de eventos climáticos extremos, como furacões, ondas de calor e secas prolongadas.

Compreender essa complexidade requer um olhar que vá além da análise isolada de cada efeito, exigindo uma abordagem holística. Essa perspectiva permite visualizar as interações entre os diferentes componentes do sistema climático e compreender como tais mudanças impactam não apenas o meio ambiente, mas também as dinâmicas sociais e econômicas em escala global. A interdependência entre os sistemas naturais e humanos evidencia a necessidade de soluções integradas, que levem em conta tanto a mitigação dos danos já causados quanto a adaptação às transformações que inevitavelmente ocorrerão.

O holismo nos oferece uma chave essencial para interpretar as mudanças climáticas como um problema sistêmico, em que causas e efeitos estão interligados e se retroalimentam. Um exemplo claro disso é o desmatamento da Amazônia, que não apenas intensifica as emissões de CO_2 ao liberar grandes quantidades de carbono armazenadas nas árvores, mas também altera os padrões de chuva em regiões distantes, influenciando negativamente a agricultura e os ecossistemas de outros continentes. A perda dessa floresta compromete a regulação hídrica, reduzindo a umidade transportada para outras áreas e, consequentemente, afetando a produtividade agrícola e aumentando a vulnerabilidade a secas severas.

Além disso, o holismo nos leva a refletir sobre a própria raiz da crise climática, que não pode ser reduzida a um problema técnico ou científico. Trata-se também de uma crise de valores, uma consequência direta da visão antropocêntrica que há séculos tem colocado o ser humano como o centro do universo, tratando a natureza como um recurso inesgotável a ser explorado. Essa mentalidade reducionista ignora a interdependência entre os seres vivos e os ecossistemas, perpetuando um modelo econômico e social que negligencia os limites do planeta. Dessa forma, uma abordagem verdadeiramente holística não apenas propõe soluções tecnológicas para reduzir emissões ou restaurar ecossistemas, mas também exige uma mudança profunda na maneira como concebemos nossa relação com o mundo natural.

Diante desse cenário, enfrentar as mudanças climáticas de maneira eficaz requer soluções que integrem múltiplos aspectos, abordando tanto as causas quanto os impactos desse fenômeno de forma coordenada. Entre as estratégias fundamentais para essa abordagem estão:

A mitigação e a adaptação são estratégias complementares e indispensáveis no combate às mudanças climáticas. Enquanto a mitigação se concentra na redução das emissões de gases de efeito estufa, por meio da transição para fontes de energia limpas, da proteção de ecossistemas naturais e da adoção de práticas sustentáveis na agricultura e na indústria, a adaptação busca preparar comunidades e infraestruturas para os impactos inevitáveis das mudanças já em curso. Isso inclui medidas como a construção de barreiras contra o aumento do nível do mar, o desenvolvimento de cultivos agrícolas mais resistentes a secas e inundações e a criação de políticas públicas que protejam populações vulneráveis de desastres climáticos.

A transição energética é um dos pilares fundamentais da mitigação. A substituição de combustíveis fósseis por fontes renováveis, como a solar, a eólica e a hidrelétrica, é essencial para reduzir drasticamente as emissões de carbono. No entanto, essa mudança deve ocorrer de maneira justa e inclusiva, garantindo que trabalhadores de setores tradicionais, como o carvão e o petróleo, tenham oportunidades de requalificação profissional e possam integrar-se à nova economia verde. Além disso, é necessário considerar a descentralização da geração de energia, promovendo o uso de painéis solares em residências e pequenas comunidades, reduzindo a dependência de grandes corporações e democratizando o acesso à eletricidade limpa.

A restauração de ecossistemas é outra estratégia essencial para mitigar os efeitos das mudanças climáticas. Florestas tropicais, manguezais e pântanos desempenham um papel crucial na captura e armazenamento de carbono, ajudando a regular o clima global. Além disso, ecossistemas saudáveis fornecem uma série de serviços ambientais fundamentais, como a purificação da água, a manutenção da biodiversidade e a proteção contra eventos climáticos extremos. Projetos de reflorestamento e recuperação de áreas degradadas devem ser incentivados e financiados, assegurando que essas iniciativas envolvam as comunidades locais e respeitem os conhecimentos tradicionais sobre manejo sustentável da terra.

A agricultura sustentável surge como um dos caminhos mais promissores para reduzir as emissões associadas à produção de alimentos e, ao mesmo tempo, aumentar a resiliência dos sistemas agrícolas. Práticas como a agrofloresta, que combina árvores e cultivos agrícolas em um mesmo espaço, permitem a regeneração do solo e a absorção de carbono da atmosfera. A agricultura orgânica, que dispensa fertilizantes e pesticidas sintéticos, contribui para a saúde dos ecossistemas e a segurança alimentar. Além disso, técnicas de rotação de culturas e plantio direto ajudam a manter a fertilidade do solo e reduzir a erosão, garantindo uma produção sustentável a longo prazo.

A educação e a conscientização desempenham um papel central na construção de uma sociedade mais sustentável. Campanhas informativas e programas educacionais podem ajudar a disseminar conhecimentos sobre os impactos das mudanças climáticas e incentivar atitudes responsáveis em relação ao consumo e ao meio ambiente. Escolas e universidades têm um papel crucial nesse processo, preparando novas gerações para lidar com os desafios ambientais e fomentar soluções inovadoras. Paralelamente, a mídia e as redes sociais podem ser ferramentas poderosas para mobilizar a opinião pública e pressionar governos e empresas a adotarem políticas mais sustentáveis.

A colaboração global é indispensável para enfrentar um desafio de escala planetária. Nenhum país pode resolver sozinho a crise climática, e a cooperação internacional é essencial para implementar políticas eficazes e garantir que as nações mais vulneráveis recebam o suporte necessário para lidar com os impactos ambientais. Acordos como o Acordo de Paris representam um passo importante, mas é fundamental que sejam fortalecidos e cumpridos com maior ambição. Além disso, parcerias entre governos, empresas, organizações não governamentais e a sociedade civil são fundamentais para impulsionar inovações tecnológicas e transformar modelos econômicos ultrapassados em alternativas sustentáveis.

Embora a responsabilidade principal pela implementação de políticas climáticas caiba a governos e grandes corporações, os indivíduos também podem desempenhar um papel significativo na luta contra as mudanças climáticas. Pequenas mudanças no estilo de vida, como reduzir o consumo de carne, optar por meios de transporte menos poluentes, diminuir o desperdício de alimentos e apoiar empresas comprometidas com a sustentabilidade, podem ter um impacto significativo quando adotadas em larga escala. A conscientização e a participação ativa em iniciativas ambientais, como projetos de reflorestamento ou movimentos por justiça climática, são formas eficazes de contribuir para a construção de um futuro mais equilibrado.

Enfrentar as mudanças climáticas exige mais do que soluções tecnológicas; requer uma transformação profunda na maneira como interagimos com o planeta e uns com os outros. O holismo nos ensina que tudo está interligado e que cada ação tem consequências amplas e duradouras. Ao adotar uma visão integrada, que respeite os limites da natureza e promova a justiça social, podemos construir um futuro mais sustentável e harmonioso para as próximas gerações.

A complexidade dos desafios globais exige um comprometimento contínuo e uma ação coordenada entre indivíduos, comunidades e nações. Não há soluções simples ou únicas, mas um conjunto de estratégias interligadas que devem ser aplicadas de maneira complementar. A transição para um mundo sustentável passa pelo fortalecimento de políticas públicas eficazes, pela inovação tecnológica alinhada à regeneração ambiental e pelo desenvolvimento de uma economia que priorize o bem-estar coletivo sem comprometer os recursos naturais.

Além disso, enfrentar as crises ambientais e sociais requer uma mudança profunda na mentalidade predominante. Em vez de enxergar a natureza como um obstáculo ao crescimento, devemos reconhecê-la como uma aliada indispensável para a sobrevivência da humanidade. Isso significa repensar nossos hábitos, valores e relações de consumo, buscando modelos baseados na cooperação e na equidade. A cultura da abundância ilusória precisa dar lugar a um paradigma de respeito e responsabilidade, onde cada escolha seja feita considerando seus impactos a longo prazo.

O futuro dependerá das decisões tomadas no presente. Cada avanço na luta contra as mudanças climáticas, cada iniciativa de restauração ecológica e cada transformação no modo como produzimos e consumimos são passos fundamentais para garantir um mundo mais resiliente e equilibrado. Se aprendermos com os erros do passado e adotarmos um compromisso real com a sustentabilidade, poderemos enfrentar os desafios globais com inteligência e coragem, garantindo que as próximas gerações encontrem um planeta habitável, diverso e cheio de possibilidades.

Capítulo 11
A Mente Holística

A mente humana se manifesta como um campo dinâmico de interações entre corpo, emoções, pensamentos e dimensões sutis da existência, funcionando como um sistema integrado e interdependente. Durante séculos, diferentes tradições filosóficas e científicas tentaram compreender sua complexidade, ora fragmentando seus aspectos, ora buscando uma visão unificada. Com os avanços da psicologia e das neurociências, tornou-se evidente que reduzir a mente a processos isolados não capta sua verdadeira essência. Uma abordagem holística, por outro lado, reconhece que os fenômenos mentais não podem ser compreendidos de maneira dissociada do corpo, do ambiente e até de aspectos espirituais. Essa concepção expandida permite uma compreensão mais profunda do comportamento humano, das emoções e dos estados de consciência, ampliando horizontes tanto na pesquisa acadêmica quanto nas práticas terapêuticas.

Ao integrar conhecimentos provenientes da psicologia, da biologia, da filosofia e até de tradições espirituais, percebe-se que a mente não opera de forma isolada dentro do cérebro, mas sim como uma rede de interações entre o sistema nervoso, o corpo e a realidade externa. O estresse, por exemplo, não afeta apenas o estado emocional, mas impacta fisicamente o organismo, alterando a química cerebral, o sistema imunológico e até a expressão genética. Da mesma forma, práticas como meditação, respiração consciente e exercícios físicos podem modificar padrões neurais e promover estados de bem-estar profundo. Essa interligação evidencia que saúde mental não pode ser tratada apenas com métodos reducionistas, mas requer uma abordagem integrativa, que leve em conta múltiplas dimensões da existência humana.

Além disso, a consciência, vista por algumas correntes como um fenômeno emergente das interações cerebrais, é abordada por perspectivas holísticas como uma manifestação mais ampla, transcendendo os limites físicos do cérebro. Teóricos sugerem que a mente não está confinada à atividade neuronal, mas pode estar conectada a um campo mais vasto de informações e influências coletivas. Esse entendimento se alinha a descobertas em física quântica, que indicam que a realidade pode ser influenciada pela percepção e pela interação entre observador e objeto observado. Assim, compreender a mente sob um olhar holístico não apenas expande as fronteiras da psicologia tradicional, mas também abre possibilidades para novas formas de autoconhecimento, equilíbrio emocional e desenvolvimento humano.

A visão holística da mente parte do princípio de que os aspectos físicos, emocionais, mentais e espirituais do ser humano não podem ser analisados separadamente, pois estão profundamente interligados e se influenciam mutuamente. Essa compreensão nos leva a perceber que um estado emocional abalado pode desencadear manifestações físicas, como dores de cabeça, tensão muscular ou problemas digestivos, da mesma forma que práticas voltadas para o bem-estar físico, como exercícios regulares e uma alimentação equilibrada, podem impactar positivamente o humor e a saúde mental.

Essa abordagem se contrapõe à visão reducionista tradicional, que tende a tratar a mente e o corpo como entidades separadas, focando-se apenas em sintomas isolados e negligenciando sua origem multifatorial. A psicologia holística, por outro lado, busca integrar essas dimensões, reconhecendo que o bem-estar humano depende do equilíbrio entre corpo, mente e espírito. Esse entendimento tem levado ao desenvolvimento de práticas terapêuticas mais abrangentes, que combinam diferentes abordagens para tratar o indivíduo em sua totalidade.

Dentro desse contexto, a psicologia humanista e a psicologia transpersonal surgem como vertentes que adotam essa visão mais ampla da mente e da experiência humana. A psicologia humanista, impulsionada por figuras como Abraham Maslow e Carl Rogers, enfatiza a importância da autorrealização e do desenvolvimento do potencial humano, reconhecendo que cada indivíduo é único e que a busca por significado e propósito é essencial para o bem-estar. Em sua essência, essa abordagem valoriza a capacidade humana de crescimento, enfatizando a empatia, a autenticidade e o desenvolvimento pessoal.

A psicologia transpersonal, por sua vez, vai além, incorporando aspectos espirituais e transcendentais da experiência humana. Ela investiga estados ampliados de consciência, explorando fenômenos como a meditação, experiências místicas e insights profundos que ultrapassam os limites do ego individual e conectam o ser humano a uma dimensão mais ampla do existir. Pesquisadores como Stanislav Grof e Ken Wilber têm contribuído significativamente para essa abordagem, demonstrando que a mente pode ser compreendida em diferentes níveis de consciência e que experiências espirituais não devem ser descartadas como meras alucinações, mas sim reconhecidas como vivências legítimas e transformadoras.

A consciência, um dos grandes mistérios da ciência e da filosofia, é outro aspecto fundamental da abordagem holística. O que é a consciência? Como ela surge? Qual o seu papel no universo? A visão holística sugere que a consciência não é um simples produto da atividade cerebral, mas um fenômeno emergente que resulta da interação complexa entre cérebro, corpo e ambiente. Segundo alguns teóricos, como David Bohm e Rupert Sheldrake, a consciência pode ser um princípio fundamental do universo, permeando todos os níveis da realidade. Essa perspectiva se alinha a muitas tradições espirituais que veem a consciência como a base de tudo o que existe, sugerindo que a mente humana não está confinada ao cérebro, mas se conecta a um campo mais amplo de informações e influências coletivas.

Na prática, a psicologia holística oferece aplicações concretas em diversas áreas, desde a terapia até a educação e o desenvolvimento pessoal. No campo terapêutico, a abordagem holística busca integrar diferentes técnicas, combinando elementos da terapia cognitivo-comportamental, da terapia corporal, da meditação e até de práticas espirituais para tratar o indivíduo como um todo. Essa visão reconhece que os problemas psicológicos muitas vezes têm raízes profundas que ultrapassam a esfera mental, podendo estar ligadas a desequilíbrios emocionais, padrões corporais e até mesmo aspectos energéticos.

Uma das ferramentas mais eficazes dentro desse paradigma é a prática de mindfulness e meditação, que se tornou amplamente reconhecida por seus benefícios na promoção do bem-estar e da clareza mental. A atenção plena auxilia na regulação emocional, reduz o estresse e melhora a qualidade de vida ao ajudar o indivíduo a se conectar com o momento presente e a integrar suas experiências de forma mais consciente.

No campo educacional, a educação holística se preocupa não apenas com a transmissão de conhecimento acadêmico, mas também com o desenvolvimento integral do ser humano, levando em consideração aspectos cognitivos, emocionais, sociais e espirituais. Essa abordagem incentiva a criatividade, a empatia e a consciência ecológica, preparando indivíduos para uma vida mais equilibrada e significativa.

Já no desenvolvimento pessoal, o enfoque holístico estimula a busca por autoconhecimento e crescimento espiritual, reconhecendo que o verdadeiro bem-estar não se resume à ausência de doenças, mas envolve uma vida alinhada com valores internos, propósitos e relações saudáveis. Estratégias como a prática de gratidão, o fortalecimento da resiliência emocional e o cultivo de relacionamentos significativos fazem parte dessa jornada rumo ao equilíbrio e à realização pessoal.

Além do aspecto individual, a consciência também se manifesta coletivamente. A chamada consciência coletiva refere-se às crenças, valores e atitudes compartilhadas por um grupo ou sociedade, moldando comportamentos e influenciando mudanças sociais. Esse conceito, desenvolvido por sociólogos como Émile Durkheim, sugere que a mente humana não opera de forma isolada, mas está imersa em um campo coletivo de influências e interações. Essa perspectiva encontra respaldo em fenômenos contemporâneos, como a ampliação da inteligência coletiva possibilitada pela internet e pelas redes sociais, onde grupos de indivíduos colaboram para solucionar problemas complexos e promover transformações globais.

No entanto, a adoção da psicologia holística ainda enfrenta desafios, especialmente devido à resistência à mudança dentro de algumas correntes acadêmicas e à necessidade de maior validação científica para certas abordagens. Ainda assim, a crescente conscientização sobre a importância do bem-estar integral tem impulsionado uma demanda por práticas mais integradas e abrangentes. A interseção entre ciência e espiritualidade, antes vista como um campo de contradições, tem sido progressivamente explorada, abrindo novas possibilidades para a compreensão da mente e da consciência. Pesquisas em neurociência, física quântica e psicologia transpersonal continuam a expandir nossas perspectivas, sugerindo que o futuro da psicologia poderá ser cada vez mais interdisciplinar e holístico.

Dessa forma, compreender a mente sob uma ótica holística nos permite acessar uma visão mais completa da natureza humana e de sua interconexão com o todo. Ao reconhecer que corpo, mente e espírito são partes de um mesmo sistema, somos convidados a desenvolver uma abordagem mais integrada para a vida, promovendo não apenas o equilíbrio pessoal, mas também uma sociedade mais consciente e harmoniosa.

Essa compreensão amplia a forma como lidamos com desafios individuais e coletivos, incentivando práticas que promovem um estado de maior coerência interna e externa. Quando adotamos uma visão holística, percebemos que a transformação pessoal não ocorre de maneira isolada, mas reverbera nas relações, na cultura e até na forma como interagimos com o meio ambiente. A consciência dessa interconectividade nos leva a buscar caminhos que integrem saberes tradicionais e científicos, respeitando a complexidade da experiência humana e suas múltiplas dimensões.

Além disso, a adoção de um olhar mais amplo sobre a mente e a consciência fortalece abordagens inovadoras para a saúde mental, a educação e o desenvolvimento humano. Técnicas que unem ciência e espiritualidade, como terapias integrativas e metodologias educacionais que valorizam a inteligência emocional e a criatividade, tornam-se cada vez mais relevantes. Esse movimento aponta para um futuro onde o conhecimento não será fragmentado, mas articulado de forma mais sistêmica, respeitando a pluralidade de perspectivas e a riqueza das experiências humanas.

Assim, a mente holística não é apenas um conceito teórico, mas um convite à prática de um viver mais consciente e equilibrado. Ao integrar corpo, emoções e espírito em um único fluxo de experiência, cultivamos não apenas bem-estar pessoal, mas também um impacto positivo no mundo ao nosso redor. Esse caminho nos convida a reconhecer que o verdadeiro crescimento humano não está apenas no acúmulo de informações, mas na capacidade de viver com presença, propósito e harmonia.

Capítulo 12
Medicina Holística e Bem-Estar

A saúde humana transcende a simples ausência de doenças, abrangendo um equilíbrio dinâmico entre corpo, mente e ambiente. Ao longo da história, diferentes sistemas médicos tentaram explicar e tratar o funcionamento do organismo, muitas vezes de forma fragmentada. No entanto, a abordagem holística da saúde propõe uma visão integrada, onde os fatores físicos, emocionais, sociais e espirituais interagem para promover ou comprometer o bem-estar. Esse conceito amplia os horizontes da medicina convencional, ao reconhecer que o equilíbrio interno e externo de um indivíduo é determinante para sua qualidade de vida. Dessa forma, compreender a saúde sob essa perspectiva permite não apenas tratar enfermidades, mas também atuar na prevenção e no fortalecimento da vitalidade humana.

A medicina holística considera que cada pessoa é um sistema único, com necessidades específicas que vão além dos sintomas manifestados no corpo. Em vez de apenas suprimir sinais de doenças, essa abordagem busca identificar e tratar as causas subjacentes dos desequilíbrios, promovendo a autorregulação e a cura natural do organismo. Para isso, integra práticas tradicionais e contemporâneas, como nutrição funcional, terapias energéticas, fitoterapia, mindfulness e atividades que favoreçam o equilíbrio emocional. Essa visão mais ampla da saúde também enfatiza o papel do paciente como agente ativo no seu próprio bem-estar, estimulando hábitos saudáveis e um estilo de vida alinhado com as necessidades do corpo e da mente.

Além dos aspectos individuais, a saúde holística considera a interconexão do ser humano com seu meio ambiente e sua comunidade. A qualidade do ar, da água, da alimentação e dos relacionamentos sociais influencia diretamente o estado de saúde, tornando essencial uma abordagem que vá além do organismo isolado. Nesse contexto, práticas como a medicina integrativa, que combina tratamentos convencionais com terapias complementares, têm ganhado espaço em hospitais e centros de saúde ao redor do mundo. Essa fusão de saberes demonstra que a ciência e a tradição podem coexistir, trazendo benefícios tanto para a prevenção quanto para o tratamento de doenças. Ao adotar essa perspectiva, amplia-se a compreensão sobre o que significa estar verdadeiramente saudável, promovendo não apenas a longevidade, mas também uma vida mais plena e equilibrada.

Os princípios da medicina holística são fundamentais para compreender essa abordagem integral da saúde, que vai além da simples eliminação de sintomas e busca a harmonia entre corpo, mente e espírito. Um dos pilares essenciais dessa prática é a visão integral do ser humano. Diferente da medicina tradicional, que frequentemente foca em partes isoladas do corpo, a medicina holística reconhece que todas as dimensões do ser estão interligadas. Isso significa que um problema físico pode ter origens emocionais ou espirituais e, da mesma forma, desequilíbrios na mente podem se manifestar em doenças no corpo. Dessa forma, a saúde de uma pessoa depende diretamente da interação e do equilíbrio entre esses aspectos, tornando-se essencial olhar para o indivíduo como um todo, e não apenas para suas queixas pontuais.

Além dessa visão abrangente, a medicina holística enfatiza a prevenção e a promoção da saúde como aspectos essenciais. Ao invés de atuar somente no tratamento de doenças já manifestadas, essa abordagem busca impedir que os desequilíbrios aconteçam. Para isso, incentiva hábitos saudáveis, como uma alimentação equilibrada, a prática regular de atividades físicas, técnicas de relaxamento e estratégias eficazes para lidar com o estresse. Pequenas mudanças na rotina, como dormir bem, se conectar com a natureza e cultivar pensamentos positivos, podem ter um impacto profundo na saúde geral. Essa perspectiva preventiva não apenas melhora a qualidade de vida, mas também reduz a necessidade de intervenções médicas invasivas, tornando-se uma abordagem sustentável e benéfica a longo prazo.

Outro princípio central da medicina holística é a individualização do tratamento. Cada pessoa possui uma história de vida única, com predisposições genéticas, experiências emocionais e condições ambientais distintas. Por isso, ao invés de seguir um protocolo fixo, a medicina holística adapta os tratamentos às necessidades específicas de cada indivíduo. O que funciona para uma pessoa pode não ser adequado para outra, e compreender essa singularidade é essencial para alcançar resultados eficazes. Essa personalização pode envolver ajustes na dieta, a escolha de terapias complementares adequadas ou até mesmo mudanças no estilo de vida que se alinhem com as características individuais de cada paciente.

Dentro dessa abordagem, a crença na capacidade de cura natural do corpo é outro ponto essencial. O organismo humano possui mecanismos intrínsecos de autorregulação e regeneração, e a medicina holística busca estimular esses processos naturais. Em vez de depender exclusivamente de medicamentos sintéticos, essa visão valoriza métodos mais naturais, como a nutrição funcional, o uso de plantas medicinais, terapias energéticas e atividades físicas que promovam o bem-estar. A ideia não é rejeitar a medicina convencional, mas sim integrá-la com práticas que respeitam o ritmo e a natureza do corpo.

Além disso, a medicina holística promove uma relação de parceria entre o paciente e o terapeuta. Diferente da abordagem tradicional, onde o médico dita um tratamento e o paciente segue passivamente, na medicina holística o paciente assume um papel ativo no próprio processo de cura. O terapeuta atua como um guia, auxiliando a pessoa a compreender seu corpo, suas emoções e seus padrões de comportamento para que possa fazer escolhas mais saudáveis e alinhadas com seu bem-estar. Esse envolvimento torna o paciente mais consciente sobre sua saúde e responsável por seu próprio equilíbrio, o que fortalece os resultados das práticas adotadas.

Para alcançar esse bem-estar integral, a medicina holística combina uma ampla variedade de práticas terapêuticas, cada uma com um papel específico na promoção da saúde. A nutrição holística, por exemplo, parte do princípio de que os alimentos não servem apenas para fornecer energia, mas também influenciam diretamente o funcionamento do organismo e a saúde emocional. Uma alimentação natural, rica em frutas, vegetais, grãos integrais e proteínas de alta qualidade, fortalece o sistema imunológico e contribui para a prevenção de doenças. Além disso, a nutrição holística leva em consideração as necessidades individuais de cada pessoa, personalizando dietas para tratar condições específicas, como inflamações, distúrbios digestivos e desequilíbrios hormonais.

As terapias corporais também desempenham um papel crucial na medicina holística. Técnicas como massoterapia, quiropraxia, osteopatia e acupuntura ajudam a aliviar tensões, melhorar a circulação sanguínea e restaurar o equilíbrio energético do corpo. Essas terapias reconhecem que o bem-estar físico está diretamente ligado às emoções e ao estado mental, promovendo relaxamento e redução do estresse. A acupuntura, por exemplo, baseia-se no conceito da energia vital que circula pelo corpo e, por meio da estimulação de pontos específicos, pode restaurar o fluxo energético e aliviar diversas condições, desde dores musculares até distúrbios emocionais.

A medicina energética é outra prática relevante dentro da abordagem holística. Métodos como Reiki, cura prânica e terapia com cristais trabalham com a energia sutil do corpo para restaurar o equilíbrio e fortalecer a vitalidade. Essas terapias acreditam que desequilíbrios energéticos podem resultar em doenças físicas e emocionais, e ao reequilibrar esses fluxos, é possível promover uma sensação profunda de bem-estar e harmonia.

Além das terapias físicas e energéticas, a medicina holística também valoriza as práticas mentais e emocionais. Métodos como a psicoterapia, hipnoterapia e técnicas de liberação emocional (EFT) ajudam as pessoas a lidarem com traumas, ansiedade e padrões de pensamento negativos que afetam sua saúde geral. O impacto das emoções na saúde física é amplamente reconhecido, e cuidar da mente é um passo essencial para alcançar um equilíbrio integral.

As práticas espirituais também fazem parte desse caminho de cura e bem-estar. Meditação, yoga, oração e outras formas de conexão com o eu interior ajudam a cultivar a paz mental, a clareza emocional e um senso mais profundo de propósito. Muitos estudos apontam que essas práticas reduzem os níveis de estresse, fortalecem a imunidade e aumentam a longevidade, tornando-se ferramentas valiosas para uma vida mais plena.

A medicina holística não se opõe à medicina convencional, mas busca uma integração equilibrada entre as duas abordagens. Por exemplo, um paciente com câncer pode se beneficiar da quimioterapia e da radioterapia, mas também pode adotar terapias holísticas, como acupuntura para aliviar os efeitos colaterais, meditação para reduzir o estresse e uma dieta funcional para fortalecer o sistema imunológico. Essa fusão de conhecimentos proporciona um tratamento mais completo e eficaz, atendendo não apenas às necessidades físicas, mas também emocionais e espirituais do paciente.

O autocuidado também é um pilar fundamental da medicina holística. Pequenos hábitos diários, como manter uma alimentação equilibrada, praticar exercícios regularmente, dormir bem, gerenciar o estresse e cultivar conexões sociais saudáveis, são essenciais para a manutenção da saúde e do bem-estar. O autocuidado não se limita apenas ao corpo, mas envolve também a atenção às emoções e à espiritualidade, incentivando práticas como a gratidão, a reflexão sobre a vida e a busca por um propósito significativo.

Apesar dos inúmeros benefícios da medicina holística, ainda existem desafios a serem superados. A falta de regulamentação em algumas práticas e o ceticismo por parte de setores da medicina convencional são obstáculos que limitam a disseminação dessa abordagem. No entanto, à medida que novas pesquisas científicas validam os benefícios de práticas como a meditação, a acupuntura e a fitoterapia, a aceitação da medicina holística cresce, tornando-se uma alternativa complementar cada vez mais reconhecida.

No final das contas, a medicina holística nos oferece uma visão abrangente da saúde, que considera a interconexão entre corpo, mente e espírito. Ao adotar essa abordagem, podemos não apenas tratar doenças, mas também prevenir desequilíbrios e viver com mais harmonia e plenitude. Mais do que um sistema de cura, essa medicina nos convida a uma jornada de autoconhecimento e cuidado integral, promovendo uma vida mais saudável e equilibrada.

Ao reconhecer a interdependência entre os diferentes aspectos da existência humana, a medicina holística nos ensina que o verdadeiro bem-estar vai além da ausência de enfermidades e se manifesta na harmonia entre corpo, mente e espírito. Esse olhar integrativo convida cada indivíduo a assumir um papel ativo no cuidado da própria saúde, adotando práticas que fortalecem não apenas a vitalidade física, mas também o equilíbrio emocional e a conexão com algo maior. Dessa maneira, a jornada para uma vida saudável se torna um processo contínuo de aprendizado, autoconhecimento e transformação.

O avanço da medicina holística não significa a substituição dos modelos tradicionais, mas sim a construção de uma abordagem mais ampla e complementar, onde diferentes formas de conhecimento dialogam para proporcionar tratamentos mais eficazes e humanos. A fusão entre ciência e sabedoria ancestral reforça que a cura não deve ser vista apenas como um ato mecânico de reparo do corpo, mas como um processo profundo de restauração da totalidade do ser. Com isso, abre-se um caminho para uma medicina mais sensível e personalizada, que respeita a singularidade de cada indivíduo e busca atender suas necessidades de forma completa.

Ao nos reconectarmos com a nossa própria natureza e compreendermos a saúde sob essa perspectiva integrativa, percebemos que o autocuidado e o equilíbrio são práticas diárias que transcendem a simples busca por longevidade. A medicina holística nos convida a uma vida de maior presença, consciência e bem-estar, na qual a saúde se torna não apenas um objetivo, mas um reflexo do modo como escolhemos viver.

Capítulo 13
Formando Seres Humanos Completos

A educação é um processo transformador que vai além da mera transmissão de informações e do desenvolvimento cognitivo. Ela é um caminho para a formação integral do ser humano, envolvendo não apenas o intelecto, mas também as dimensões emocionais, sociais e espirituais. No modelo tradicional, o foco muitas vezes se restringe à memorização de conteúdos e ao desempenho acadêmico, deixando de lado aspectos fundamentais como a criatividade, a empatia e a inteligência emocional. No entanto, uma abordagem mais ampla e integradora permite que a aprendizagem seja significativa, conectada com a realidade e promotora de um desenvolvimento humano completo. A educação holística surge como uma resposta a essa necessidade, reconhecendo que cada indivíduo é único e que o verdadeiro aprendizado deve abranger múltiplas dimensões da existência.

Essa perspectiva educacional considera que o conhecimento não pode ser dissociado da experiência e que a formação do indivíduo deve incluir a compreensão de si mesmo, das relações interpessoais e do mundo ao seu redor. Em vez de um modelo padronizado e centrado apenas na aquisição de habilidades técnicas, a educação holística valoriza a curiosidade, a autonomia e a conexão do aluno com o aprendizado. Ela incentiva métodos ativos, como projetos interdisciplinares, práticas artísticas, meditação e contato com a natureza, criando um ambiente propício para que o estudante descubra seu potencial de maneira genuína e autêntica. Esse modelo educativo também enfatiza a importância dos valores humanos, promovendo a cooperação, a compaixão e a responsabilidade social, preparando indivíduos não apenas para o mercado de trabalho, mas para uma vida plena e consciente.

Além de transformar a maneira como o conhecimento é transmitido, a educação holística também propõe uma nova visão sobre o papel do educador. Ele não deve ser apenas um transmissor de conteúdos, mas um facilitador da aprendizagem, alguém que inspira, orienta e motiva os alunos a explorarem o mundo com senso crítico e criatividade. Para isso, é essencial que o próprio educador esteja comprometido com seu desenvolvimento pessoal e com uma postura reflexiva, aberta a novas abordagens e metodologias. Ao integrar saberes científicos, filosóficos e culturais, a educação holística não apenas amplia as possibilidades de aprendizagem, mas também contribui para a construção de um mundo mais equilibrado, no qual o conhecimento serve como um meio para o florescimento humano e coletivo.

A educação holística se estrutura sobre princípios fundamentais que moldam sua abordagem integral e humanizada. O primeiro deles é a visão integral do ser humano, que reconhece a interconexão entre corpo, mente e espírito. Esse princípio propõe um desenvolvimento que vai além do intelecto, abrangendo dimensões emocionais, sociais e espirituais, compreendendo que o aprendizado verdadeiro ocorre quando há equilíbrio entre esses aspectos. A partir dessa visão, o ensino deixa de ser fragmentado e passa a se conectar com a experiência e o crescimento individual, permitindo que cada aluno se desenvolva em sua totalidade.

Outro aspecto essencial é o respeito à individualidade. Cada ser humano possui talentos, ritmos e formas próprias de aprendizado. A educação holística valoriza essas diferenças e busca personalizar o ensino para que ele atenda às necessidades específicas de cada aluno. Em vez de impor um modelo único de ensino, essa abordagem permite que o aprendizado aconteça de forma natural, respeitando a curiosidade e os interesses individuais. Assim, os educadores atuam como guias, ajudando os alunos a descobrirem suas próprias paixões e potencialidades.

A aprendizagem significativa também ocupa um papel central nesse modelo. O ensino não deve ser um acúmulo mecânico de informações, mas uma experiência viva e conectada com a realidade. Quando o conhecimento faz sentido e está relacionado ao dia a dia dos estudantes, ele se torna mais sólido e duradouro. Por isso, a educação holística enfatiza métodos que promovem a criatividade, a investigação e o pensamento crítico, permitindo que os alunos construam conhecimento de maneira ativa e participativa.

Além do desenvolvimento cognitivo, a educação holística prioriza a construção de valores e atitudes que promovam o bem-estar individual e coletivo. A empatia, a cooperação, a responsabilidade social e o respeito pela natureza são pilares fundamentais desse processo. O aprendizado não se limita à assimilação de conceitos, mas inclui a formação de cidadãos éticos e conscientes, capazes de contribuir para um mundo mais equilibrado e sustentável. Esse princípio fortalece a ideia de que a educação não deve preparar apenas para o mercado de trabalho, mas para a vida como um todo.

A conexão com a comunidade e o mundo amplia ainda mais essa perspectiva. A educação holística reconhece que o indivíduo não é uma entidade isolada, mas parte de um sistema maior. Assim, ela incentiva a participação ativa em questões locais e globais, estimulando um senso de pertencimento e responsabilidade. Projetos comunitários, atividades ao ar livre e discussões sobre temas sociais e ambientais fazem parte dessa abordagem, promovendo uma visão de mundo ampla e integradora.

Para concretizar esses princípios, a educação holística adota diversas práticas que visam promover um desenvolvimento mais completo. A aprendizagem baseada em projetos é uma delas. Em vez de estudar disciplinas de forma isolada, os alunos realizam projetos interdisciplinares que conectam diferentes áreas do conhecimento. Essa metodologia favorece a aplicação prática dos conceitos aprendidos, incentivando habilidades como resolução de problemas, trabalho em equipe e criatividade. Um projeto pode envolver a criação de um documentário sobre sustentabilidade, o desenvolvimento de um aplicativo educativo ou a organização de uma feira científica. Dessa forma, os estudantes aprendem de maneira dinâmica e engajadora.

A educação emocional também é um componente essencial. O desenvolvimento da inteligência emocional permite que os alunos compreendam e gerenciem suas emoções, promovendo bem-estar e relações saudáveis. Práticas como a meditação e o mindfulness são incorporadas ao cotidiano escolar para ajudar no autocontrole e na concentração. Além disso, atividades que incentivam a autoexpressão, como rodas de conversa e escrita reflexiva, permitem que os alunos desenvolvam uma maior consciência sobre si mesmos e sobre o outro.

A preocupação com o meio ambiente também está presente na educação holística, por meio da educação ecológica. Esse princípio busca desenvolver uma consciência ambiental desde cedo, incentivando a conexão com a natureza e a adoção de práticas sustentáveis. Os alunos são estimulados a plantar hortas, reciclar materiais, participar de projetos de conservação e realizar atividades ao ar livre. Essa vivência fortalece o respeito pelo meio ambiente e desperta a responsabilidade ecológica, preparando cidadãos mais conscientes sobre a importância da sustentabilidade.

A arte e a criatividade desempenham um papel fundamental nesse modelo educativo. A expressão artística permite que os alunos explorem sua imaginação, desenvolvam sua sensibilidade e encontrem formas únicas de comunicação. Música, dança, teatro, pintura e escrita criativa são ferramentas poderosas para estimular o autoconhecimento e a experimentação. Ao incluir atividades artísticas no currículo, a educação holística possibilita que os estudantes se conectem com suas emoções e adquiram uma visão mais sensível do mundo.

Outro pilar importante é a educação para a paz, que busca desenvolver habilidades de resolução pacífica de conflitos e promover o respeito à diversidade. Em um mundo marcado por desafios sociais e culturais, essa abordagem ensina os alunos a lidar com as diferenças de maneira construtiva. Técnicas como mediação de conflitos, diálogo intercultural e exercícios de empatia são aplicadas para criar um ambiente mais harmonioso e cooperativo.

Para que essa abordagem seja eficaz, o papel do educador holístico precisa ser reavaliado. O professor não é apenas um transmissor de conhecimentos, mas um facilitador da aprendizagem. Ele deve criar um ambiente acolhedor, onde os alunos se sintam à vontade para explorar, questionar e aprender de forma autônoma. Além disso, é fundamental que o próprio educador esteja em constante desenvolvimento, tanto profissional quanto pessoal. A prática reflexiva é essencial para aprimorar suas metodologias e para que ele também vivencie os princípios da educação holística em sua vida.

Apesar dos inúmeros benefícios, a implementação dessa abordagem enfrenta desafios. A resistência a mudanças é um dos principais obstáculos, já que o modelo tradicional de ensino está profundamente enraizado na sociedade. Além disso, a falta de recursos e apoio em algumas instituições dificulta a adoção de práticas inovadoras. No entanto, o crescente interesse por métodos alternativos de ensino vem criando oportunidades para expandir a educação holística.

A tecnologia e a globalização também desempenham um papel importante nesse cenário. O acesso a plataformas online, cursos e redes de colaboração facilita a troca de experiências entre educadores e alunos, permitindo que a educação holística alcance um público cada vez maior. Essas ferramentas ampliam as possibilidades de aprendizado e ajudam a superar barreiras geográficas e estruturais.

Dessa forma, a educação holística se apresenta como um caminho para a formação de seres humanos completos, preparados para lidar com os desafios do mundo de maneira consciente e equilibrada. Ao integrar diferentes dimensões do conhecimento e valorizar a individualidade, essa abordagem transforma o ensino em uma experiência mais significativa e enriquecedora. Mais do que um modelo pedagógico, a educação holística é um convite para um aprendizado que respeita a essência de cada indivíduo e promove um desenvolvimento pleno e harmônico.

Ao adotar essa abordagem, a educação se torna um processo vivo, que respeita os ritmos individuais e favorece a construção de um mundo mais empático e sustentável. Em vez de formar apenas profissionais capacitados para o mercado, a educação holística cultiva seres humanos completos, preparados para enfrentar desafios com sensibilidade, criatividade e responsabilidade. Essa transformação não se limita à sala de aula, mas se estende para a sociedade, impactando a forma como nos relacionamos, trabalhamos e colaboramos para um futuro mais equilibrado.

A aplicação desse modelo requer mudanças estruturais e culturais, mas pequenos passos já podem gerar grandes impactos. Escolas, educadores e famílias que incorporam elementos da educação holística contribuem para um ambiente mais acolhedor e significativo para as novas gerações. Quando crianças e jovens são incentivados a expressar sua singularidade, a valorizar suas emoções e a se conectar com seu propósito, tornam-se adultos mais realizados e conscientes do papel que desempenham no mundo.

Dessa forma, a formação de seres humanos completos não é apenas um ideal pedagógico, mas um compromisso com o desenvolvimento integral da humanidade. Quando o aprendizado se expande além dos limites do conhecimento técnico e abraça a totalidade da experiência humana, criamos não apenas indivíduos mais preparados, mas uma sociedade mais justa, equilibrada e conectada com os valores essenciais da vida.

Capítulo 14
Expressões da Totalidade

A arte e a criatividade são manifestações essenciais da experiência humana, atuando como pontes entre o mundo interior e a realidade externa. Muito além de meras expressões estéticas, elas representam um canal de comunicação profunda, capaz de traduzir emoções, ideias e percepções que, muitas vezes, escapam às limitações da linguagem verbal. Desde os primeiros registros da humanidade, como as pinturas rupestres e as narrativas mitológicas, até as mais modernas formas de arte digital e interativa, a criatividade tem sido uma força vital para a compreensão e a transformação do mundo. Ao nos envolvermos no ato criativo—seja por meio da pintura, da música, da escrita, da dança ou de qualquer outra forma de expressão—experimentamos um estado de presença plena, no qual corpo, mente e espírito se alinham, promovendo um sentimento de conexão e pertencimento à totalidade da existência.

A criação artística e o pensamento criativo não são habilidades restritas a indivíduos talentosos ou treinados, mas sim potencialidades inerentes a todos os seres humanos. A criatividade se manifesta na maneira como resolvemos problemas, como nos adaptamos às mudanças e como interagimos com o ambiente ao nosso redor. Em um mundo cada vez mais acelerado e mecanizado, recuperar a liberdade criativa é essencial para resgatar o equilíbrio emocional e espiritual. A prática artística, além de oferecer um meio de autoexpressão, funciona como uma ferramenta terapêutica poderosa, auxiliando na compreensão de sentimentos reprimidos, na superação de desafios internos e na construção de um estado de bem-estar integral. Quando nos permitimos explorar e expandir nossa criatividade, ativamos uma força transformadora que impacta não apenas nossa própria existência, mas também as relações que estabelecemos e a sociedade como um todo.

Além do impacto individual, a arte e a criatividade possuem um papel fundamental na evolução coletiva da humanidade. Elas nos permitem transcender barreiras culturais, estimular o diálogo entre diferentes perspectivas e fomentar uma visão mais ampla e inclusiva do mundo. A arte tem sido, historicamente, um reflexo das inquietações e aspirações de cada época, funcionando como um agente de questionamento e mudança social. Quando aliada à inovação, a criatividade também impulsiona descobertas científicas, avanços tecnológicos e novas formas de organização social, contribuindo para a construção de realidades mais harmoniosas e sustentáveis. Dessa forma, ao nutrirmos a criatividade e a expressão artística em nossa vida cotidiana, não apenas enriquecemos nossa jornada pessoal, mas também participamos ativamente do processo contínuo de criação e renovação do mundo que nos cerca.

A arte, em sua essência, ultrapassa as barreiras da comunicação verbal, permitindo que emoções, ideias e experiências sejam expressas de maneira profunda e significativa. Cada traço de uma pintura, cada nota de uma melodia e cada movimento de uma dança carregam consigo uma mensagem que ressoa além das palavras. Quando nos envolvemos na criação artística, transcendemos as limitações da linguagem e acessamos uma forma de expressão que conecta o íntimo de nossa alma ao mundo ao nosso redor. A arte não apenas reflete nossa visão de mundo, mas também nos possibilita compartilhá-la, tornando-se um elo entre a individualidade e o coletivo.

Mais do que uma simples manifestação estética, a arte atua de forma holística, integrando diferentes aspectos do ser humano. Quando dançamos, nosso corpo se movimenta em sintonia com emoções profundas e, muitas vezes, com uma conexão espiritual que transcende o momento presente. A música, por sua vez, tem o poder de evocar lembranças há muito guardadas, despertar sentimentos intensos e elevar nossa percepção para além da materialidade. A literatura, através das palavras, transporta-nos para mundos imaginários, oferecendo novas perspectivas e ampliando nossa compreensão da existência. Assim, cada forma de arte nos permite explorar nossa totalidade, unindo corpo, mente e espírito em uma experiência única de expressão e conexão.

A criatividade, por sua vez, é uma força primordial que permeia a existência humana. Longe de ser um dom exclusivo de artistas, ela se manifesta em todos nós, impulsionando a resolução de problemas, a inovação e a transformação do mundo ao nosso redor. Cada decisão que tomamos, cada solução encontrada para um desafio cotidiano, é uma expressão dessa capacidade criativa inata. Em uma perspectiva mais ampla, a criatividade nos conecta a uma energia universal, um fluxo contínuo de criação que molda a realidade e nos permite interagir com ela de maneira ativa e inovadora.

Ao nos permitirmos criar, alinhamos nossa consciência com esse fluxo, transcendendo as barreiras do ego e experimentando um estado de unidade e pertencimento ao todo. A criatividade nos ensina que não há limites para a imaginação, e que a realidade pode ser constantemente reinventada a partir de novas ideias e perspectivas. É essa capacidade de enxergar além do óbvio que impulsiona não apenas a arte, mas também as grandes descobertas científicas, os avanços tecnológicos e as inovações que moldam a sociedade.

Além de ser uma ferramenta de expressão e inovação, a arte também desempenha um papel essencial na cura e no bem-estar emocional. A arteterapia, por exemplo, utiliza o processo criativo como um meio de explorar sentimentos reprimidos, processar traumas e promover a autoexpressão em um ambiente seguro. Pessoas que encontram dificuldades em verbalizar seus sentimentos frequentemente descobrem na arte um canal poderoso para compreender e transformar suas emoções. A pintura, o desenho, a escultura e outras formas de expressão visual permitem que a psique se manifeste de maneira simbólica, muitas vezes revelando aspectos internos que estavam ocultos.

A experiência artística também pode ser comparada a um estado meditativo. Quando estamos profundamente imersos na criação, entramos em um fluxo onde o tempo parece desaparecer, a mente se aquieta e a atenção se volta completamente para o presente. Esse estado de presença plena é semelhante à meditação, trazendo benefícios como redução do estresse, aumento da clareza mental e um profundo senso de paz interior. Ao criar sem julgamento, sem a pressão de um resultado final perfeito, permitimos que a arte flua naturalmente, tornando-se um espelho de nosso estado interno e um caminho para a transformação pessoal.

No contexto da inovação, a criatividade se torna um elemento essencial para a evolução da sociedade. Em um mundo em constante mudança, a capacidade de pensar fora dos padrões estabelecidos e encontrar soluções originais para problemas complexos é indispensável. A criatividade aplicada à inovação não se restringe apenas ao desenvolvimento de novas tecnologias ou produtos, mas também se estende à maneira como estruturamos organizações, conduzimos relações humanas e enfrentamos desafios globais. O pensamento criativo nos permite romper com paradigmas limitantes, vislumbrar novas possibilidades e construir um futuro mais equilibrado e sustentável.

A inovação holística, por sua vez, reconhece que os desafios contemporâneos exigem abordagens interdisciplinares e integradas. Problemas ambientais, sociais e econômicos estão interligados, e encontrar soluções eficazes requer uma visão sistêmica que considere a complexidade dessas interações. Quando aplicamos a criatividade de maneira holística, somos incentivados a colaborar, a compartilhar conhecimentos e a desenvolver estratégias que promovam o bem-estar não apenas individual, mas coletivo.

A arte também tem uma conexão intrínseca com a espiritualidade. Muitas tradições ancestrais utilizaram e ainda utilizam a arte como um meio de expressar o sagrado e estabelecer uma ponte com o divino. Ícones religiosos, mandalas, esculturas, cantos e danças rituais são exemplos de manifestações artísticas que transcendem a materialidade e evocam uma dimensão espiritual. Em diversas culturas, a música é empregada em cerimônias sagradas para elevar a consciência e facilitar estados de êxtase e comunhão com o transcendente.

Além disso, a própria experiência artística pode se tornar uma jornada de autoconhecimento e busca espiritual. Quando criamos ou apreciamos arte, frequentemente nos deparamos com questões existenciais profundas: Qual é o sentido da vida? Qual é a natureza da realidade? Qual é o nosso papel no universo? A arte nos convida a explorar esses mistérios sem a necessidade de respostas definitivas, permitindo-nos simplesmente sentir, experimentar e contemplar a vastidão da existência.

É importante lembrar que a criatividade não está restrita às artes formais. Ela pode ser cultivada no dia a dia, em pequenas ações que tornam a vida mais vibrante e significativa. Cozinhar uma nova receita, decorar um ambiente de forma única, escrever um diário, improvisar uma melodia no violão ou simplesmente encontrar um jeito diferente de resolver um problema são expressões de criatividade. Ao adotarmos uma abordagem criativa para a vida, tornamo-nos mais abertos a novas experiências, mais adaptáveis às mudanças e mais conscientes da beleza presente em cada momento.

Apesar de sua importância, a arte e a criatividade ainda enfrentam desafios em muitas sociedades. A falta de incentivo e a visão utilitarista que privilegia apenas a produtividade podem levar à desvalorização dessas manifestações essenciais. No entanto, o crescente reconhecimento dos benefícios da arte para a saúde mental, a educação e a inovação tem impulsionado uma maior valorização dessas práticas. Hoje, a tecnologia tem sido uma grande aliada nesse processo, democratizando o acesso à arte por meio de plataformas digitais, redes sociais e ferramentas de criação que permitem que qualquer pessoa compartilhe sua expressão com o mundo.

Ao final, a arte e a criatividade nos conectam à totalidade da existência, permitindo-nos expressar, transformar e compreender a vida de maneiras que vão além do intelecto. Elas nos oferecem um refúgio de autenticidade em meio às demandas da modernidade e nos lembram de que somos, acima de tudo, seres criadores. Ao abraçarmos a arte e a criatividade em nosso cotidiano, encontramos mais significado, alegria e conexão, contribuindo para a construção de um mundo mais harmonioso e inspirador.

Ao compreendermos a arte e a criatividade como expressões da totalidade, reconhecemos que elas não apenas refletem nossa essência, mas também nos permitem moldar e transformar a realidade ao nosso redor. A criação artística nos convida a sair dos limites do pensamento linear e a explorar novas possibilidades, despertando um senso de descoberta e encantamento que resgata a riqueza da experiência humana. Esse processo não precisa estar vinculado à perfeição ou à técnica, mas sim à autenticidade, à coragem de expressar o que pulsa dentro de nós e à liberdade de dar forma ao invisível.

Quando cultivamos a criatividade como um princípio de vida, aprendemos a enxergar o mundo com um olhar mais atento e sensível, encontrando beleza e significado nas pequenas coisas do cotidiano. A arte nos ensina a valorizar o momento presente, a nos reconectar com a intuição e a nos abrir para o inesperado, permitindo que a imaginação nos guie para caminhos antes inimagináveis. Assim, o ato de criar deixa de ser um privilégio e se torna um direito inerente a cada ser humano, um convite constante para reinventar-se e expandir-se.

Ao final, percebemos que a arte não apenas dá cor e forma à vida, mas também nos revela aquilo que somos em nossa essência. Ela nos conecta ao sagrado, ao lúdico, ao mistério e à verdade que transcende palavras. Seja ao pintar uma tela, compor uma melodia ou simplesmente reinventar nossa maneira de viver, expressamos a totalidade do nosso ser e nos tornamos coautores da grande obra que é a existência.

Capítulo 15
Vivendo em Harmonia

A conexão humana é uma das forças mais poderosas que moldam nossa existência, influenciando diretamente nossa saúde emocional, mental e até física. Desde os primeiros momentos de vida, os laços que estabelecemos com os outros desempenham um papel essencial na formação de nossa identidade e bem-estar. A neurociência e a psicologia demonstram que a interação social ativa circuitos cerebrais fundamentais para o desenvolvimento da empatia, da resiliência e do sentimento de pertencimento. Quando cultivamos relacionamentos saudáveis, não apenas fortalecemos nossas emoções, mas também promovemos um equilíbrio mais profundo entre mente e corpo. Por outro lado, a falta de conexões significativas pode levar a sentimentos de solidão, estresse e desequilíbrios que afetam diversas áreas da vida.

Na perspectiva holística, os relacionamentos vão além das interações superficiais e se tornam oportunidades de crescimento pessoal e coletivo. Cada encontro humano é um reflexo da interconectividade da vida, oferecendo aprendizados valiosos sobre nós mesmos e sobre o mundo. Quando nos relacionamos com presença e autenticidade, criamos espaços de troca genuína, onde a escuta ativa, o respeito e a empatia se tornam pilares essenciais. Essa abordagem nos ajuda a enxergar os desafios dos relacionamentos não como obstáculos, mas como oportunidades para aprofundarmos nossa compreensão sobre nós mesmos e os outros. Da mesma forma, a vida em comunidade é uma extensão desse processo, promovendo um senso de responsabilidade mútua e colaboração, fundamentais para a construção de sociedades mais equilibradas e harmoniosas.

Além do impacto individual, a conexão interpessoal influencia a estrutura social e a evolução das comunidades. Quando os relacionamentos são guiados por valores como compaixão e cooperação, criam-se redes de apoio capazes de transformar desafios em oportunidades coletivas. A união de diferentes perspectivas e talentos gera inovação, fortalece a resiliência e amplia o senso de pertencimento, elementos essenciais para o desenvolvimento sustentável das sociedades. Em um mundo cada vez mais globalizado e digitalizado, cultivar relações significativas e nutrir o espírito comunitário são atitudes que promovem bem-estar e enriquecem a jornada humana. Assim, ao reconhecermos a importância das relações na construção de uma vida mais plena, podemos transformar nossas interações em fontes de crescimento, harmonia e conexão verdadeira.

Os relacionamentos são a essência da experiência humana, influenciando diretamente nossa maneira de viver e perceber o mundo ao nosso redor. Desde os primeiros laços formados na infância, seja com a família ou cuidadores, até as amizades e relações amorosas que cultivamos ao longo da vida, todas essas conexões moldam nossa identidade, fornecendo apoio emocional e fortalecendo nossa autoestima. O contato humano, mais do que uma necessidade social, é um alicerce para o crescimento pessoal, proporcionando aprendizados valiosos e permitindo que exploremos nossa própria essência por meio do outro.

Sob uma perspectiva holística, os relacionamentos transcendem o simples convívio diário. Cada interação é uma oportunidade para evoluir emocional e espiritualmente, pois, ao nos relacionarmos com diferentes pessoas, somos desafiados a ampliar nossa visão de mundo, desenvolver empatia e exercitar a compaixão. A vida em comunidade, por sua vez, representa essa mesma dinâmica em uma escala maior, onde o compartilhamento de experiências, desafios e conquistas fortalece a estrutura coletiva, promovendo equilíbrio e bem-estar.

A necessidade de conexão humana está enraizada em nossa biologia. Pesquisas demonstram que o isolamento prolongado pode ter efeitos adversos severos, aumentando os riscos de doenças mentais e físicas. Em contrapartida, manter relações saudáveis contribui para a longevidade e qualidade de vida. Entretanto, a conexão verdadeira vai além da presença física; ela exige envolvimento genuíno, disposição para ouvir com atenção e o desejo sincero de compreender o outro. Quando nos sentimos valorizados por quem realmente somos, nossa autoconfiança se fortalece, criando um ciclo positivo que impacta tanto a nós quanto aqueles ao nosso redor.

Nesse contexto, a comunidade surge como um espaço essencial para o desenvolvimento e sustentação dessas relações. Ela representa um círculo de apoio onde cada indivíduo encontra pertencimento e segurança para compartilhar vivências, trocar conhecimentos e enfrentar desafios de forma coletiva. A cooperação dentro de uma comunidade fortalece os laços entre seus membros, gerando um ambiente de confiança e respeito mútuo. Durante períodos de dificuldades, essa rede de suporte se torna ainda mais fundamental, pois a solidariedade entre os indivíduos é o que possibilita a superação de adversidades.

A empatia e a compaixão desempenham um papel central na construção de vínculos profundos. A empatia nos permite sentir e compreender as emoções alheias, enquanto a compaixão nos impulsiona a agir para aliviar o sofrimento do outro. Quando praticadas de forma consciente, essas qualidades promovem relacionamentos mais harmoniosos e resolutivos. Elas facilitam a comunicação, tornando-nos mais abertos a perspectivas diferentes e mais habilidosos na resolução de conflitos. Em um mundo repleto de desafios, o cultivo dessas virtudes pode transformar não apenas nossas interações individuais, mas toda a dinâmica social.

A colaboração e a cooperação são essenciais para o funcionamento das relações e da vida comunitária. Ao trabalharmos juntos em direção a um objetivo comum, reconhecemos o valor de cada contribuição e aprendemos a respeitar as diferenças. Em uma abordagem holística, essa troca se torna ainda mais significativa, pois revela que cada pessoa possui habilidades e perspectivas únicas que enriquecem o grupo como um todo. Ao abraçarmos a diversidade como um recurso valioso, criamos ambientes mais inclusivos, inovadores e fortalecidos.

No entanto, nem sempre os relacionamentos e a convivência em comunidade são isentos de desafios. Conflitos e desentendimentos são inevitáveis, pois cada indivíduo carrega consigo experiências, crenças e valores distintos. O importante não é evitar essas dificuldades, mas sim aprender a enfrentá-las de maneira construtiva. A resolução saudável de conflitos passa pela comunicação aberta e honesta, pela escuta ativa e pela disposição de enxergar a situação sob diferentes perspectivas. O diálogo e a mediação são ferramentas poderosas para transformar desentendimentos em aprendizados, fortalecendo os laços em vez de rompê-los.

A espiritualidade pode ser um elemento transformador nos relacionamentos e na vida em comunidade. Ela nos ensina a enxergar os outros como parte de uma rede maior, conectados por algo além da individualidade. Quando incorporamos essa visão, passamos a valorizar mais as relações, praticando a gratidão, o respeito e o cuidado mútuo. Práticas como meditação, oração e serviço comunitário ajudam a nutrir essas conexões, criando um senso de propósito e significado compartilhado que fortalece os laços interpessoais.

Com a globalização e o avanço da tecnologia, a noção de comunidade se expandiu para além das fronteiras geográficas. Hoje, interagimos com pessoas de diferentes culturas, tradições e perspectivas, o que nos desafia a ampliar nossa compreensão sobre a humanidade como um todo. A comunidade global nos lembra de nossa interdependência e nos convida a cooperar para resolver desafios que afetam a todos, como as mudanças climáticas, a desigualdade social e as crises humanitárias. Ao adotarmos uma postura mais consciente e solidária, podemos contribuir para um mundo mais equilibrado e sustentável.

Os relacionamentos e a vida comunitária são pilares fundamentais para o bem-estar e a evolução humana. Eles nos oferecem apoio emocional, sentido de pertencimento e oportunidades constantes de aprendizado e crescimento. Ao cultivarmos a empatia, a compaixão e a colaboração, fortalecemos não apenas nossos vínculos pessoais, mas também o tecido social como um todo. Assim, podemos transformar nossas interações diárias em fontes de harmonia e evolução, contribuindo para um mundo mais justo e conectado.

Viver em harmonia não significa a ausência de desafios, mas sim a disposição de enfrentá-los com maturidade, compreensão e respeito. A construção de relações autênticas exige um olhar atento para o outro, mas também para nós mesmos, pois somente ao cultivarmos um equilíbrio interno conseguimos interagir de forma saudável com aqueles ao nosso redor. Essa jornada envolve autoconhecimento, abertura para o diálogo e a capacidade de reconhecer tanto nossas forças quanto nossas limitações, permitindo que o convívio humano se torne um espaço de crescimento mútuo.

À medida que fortalecemos nossos laços, também ampliamos nossa visão sobre o impacto que temos no mundo. Pequenos gestos de gentileza, paciência e cooperação geram ondas de influência que vão além do nosso círculo imediato, reverberando na comunidade e na sociedade como um todo. Quando compreendemos que cada conexão é uma oportunidade de aprendizado e troca, nos tornamos agentes de transformação, contribuindo para um ambiente mais acolhedor e equilibrado.

No fim, a harmonia que buscamos fora começa dentro de nós. A prática diária da empatia, do respeito e da cooperação nos ensina que viver bem não é apenas uma questão individual, mas um processo coletivo de construção de um mundo mais consciente e humano. Ao nutrirmos relações baseadas na autenticidade e no cuidado, não apenas encontramos mais significado em nossa própria jornada, mas também inspiramos os outros a fazerem o mesmo, tecendo, juntos, uma rede de conexões verdadeiras e transformadoras.

Capítulo 16
Além do Crescimento Material

A economia contemporânea atravessa um momento de transformação fundamental, em que a busca pelo crescimento material já não pode ser o único objetivo das sociedades. Durante décadas, o desenvolvimento econômico foi medido quase exclusivamente pelo aumento do Produto Interno Bruto (PIB), um indicador que, embora útil, não reflete integralmente a qualidade de vida da população nem a saúde dos ecossistemas. A limitação dessa abordagem tornou-se evidente diante dos desafios globais, como as mudanças climáticas, a desigualdade social e o esgotamento dos recursos naturais. A necessidade de um novo paradigma econômico, que considere o bem-estar humano e a sustentabilidade ambiental como pilares centrais, tornou-se cada vez mais urgente. Diante desse cenário, a economia holística surge como uma alternativa inovadora, propondo uma visão integrada que equilibra desenvolvimento, equidade social e preservação ambiental. Essa abordagem sugere que o progresso econômico deve ser redefinido, incorporando métricas que vão além do crescimento material, incluindo a felicidade das pessoas, a distribuição equitativa da riqueza e a regeneração dos ecossistemas.

Para compreender plenamente a economia holística, é essencial reconhecer a interdependência entre os sistemas econômico, social e ambiental. Diferentemente do modelo tradicional, que enxerga a economia como uma entidade isolada e autônoma, a economia holística considera que a prosperidade depende de fatores múltiplos e interconectados. Uma economia verdadeiramente próspera não é aquela que apenas gera riqueza, mas aquela que também garante qualidade de vida, acesso a serviços essenciais e oportunidades equitativas para todos os indivíduos. Além disso, a economia holística propõe uma mudança na forma como os recursos são utilizados e distribuídos, incentivando práticas que minimizem desperdícios e promovam um uso responsável dos bens naturais. O conceito de "crescimento a qualquer custo" é substituído por um modelo de desenvolvimento regenerativo, no qual a atividade econômica não apenas evita danos ao meio ambiente, mas contribui ativamente para sua restauração. Dessa forma, essa abordagem não apenas responde às crises ambientais e sociais, mas também oferece um caminho para um futuro mais resiliente e sustentável.

A adoção de uma economia holística requer uma revisão profunda dos sistemas econômicos e das políticas públicas. A transição para esse modelo envolve mudanças estruturais que incluem a criação de novos indicadores de progresso, a implementação de políticas que incentivem a economia circular e regenerativa e o fortalecimento de modelos econômicos que promovam equidade e participação democrática. Empresas e governos desempenham um papel fundamental nessa transformação, mas os indivíduos também possuem um impacto significativo. Pequenas mudanças, como o consumo consciente, o apoio a negócios locais e a adoção de práticas sustentáveis no cotidiano, podem gerar efeitos multiplicadores que impulsionam essa nova economia. A conscientização e a educação são ferramentas essenciais nesse processo, pois permitem que a sociedade compreenda os benefícios dessa abordagem e se engaje ativamente na construção de um futuro mais justo e equilibrado. A economia holística, portanto, não se trata apenas de uma teoria econômica, mas de uma nova forma de pensar e agir, orientada para a criação de sociedades mais sustentáveis, resilientes e humanizadas.

A economia holística se fundamenta em princípios essenciais que redefinem o conceito de progresso, ampliando sua perspectiva para além do crescimento material. Em sua essência, essa abordagem reconhece que o verdadeiro bem-estar humano não pode ser medido apenas pelo acúmulo de riquezas ou pelo aumento do Produto Interno Bruto (PIB), mas sim pela qualidade de vida das pessoas, pela preservação ambiental e pela justiça social. Dessa forma, a economia holística integra diversos pilares fundamentais que orientam sua prática e aplicação no mundo contemporâneo.

O primeiro desses pilares é a visão integral do bem-estar. Diferente da economia tradicional, que prioriza o crescimento econômico como fim em si mesmo, a economia holística compreende que o desenvolvimento deve contemplar uma ampla gama de fatores, incluindo saúde, educação, relações sociais, cultura e meio ambiente. Ela parte do princípio de que a prosperidade de uma sociedade não pode ser dissociada do bem-estar das pessoas que a compõem. Assim, ao invés de focar apenas no aumento da produção e do consumo, essa abordagem busca garantir que os indivíduos tenham acesso a condições dignas de vida, equilíbrio emocional e participação ativa na comunidade.

Outro princípio essencial é a sustentabilidade ecológica, que reconhece que a economia não existe de forma isolada, mas está profundamente interligada com os ecossistemas. O modelo tradicional, baseado na exploração incessante dos recursos naturais, mostrou-se insustentável, levando ao esgotamento de matérias-primas, ao aumento da poluição e às mudanças climáticas. A economia holística, por outro lado, propõe uma relação mais harmoniosa entre a atividade econômica e o meio ambiente. Em vez de apenas mitigar impactos negativos, ela promove práticas regenerativas, que restauram a biodiversidade, reduzem o desperdício e garantem que os recursos naturais sejam utilizados de maneira equilibrada e consciente, de modo a preservar a qualidade de vida das gerações futuras.

A justiça social e a equidade também ocupam uma posição central na economia holística. Em um mundo marcado por profundas desigualdades econômicas e sociais, essa abordagem busca garantir que a prosperidade seja distribuída de maneira justa e acessível a todos. Isso significa combater a exclusão social, promover políticas públicas que reduzam a pobreza e criar mecanismos que garantam oportunidades equitativas para todas as camadas da sociedade. Nesse contexto, práticas como a economia solidária, que valoriza a cooperação e a autogestão, tornam-se fundamentais para a construção de um modelo econômico mais inclusivo e democrático.

Além disso, a economia holística valoriza a diversidade e a resiliência. Em vez de depender de um único setor ou modelo econômico, ela incentiva a criação de sistemas diversos e adaptáveis, que sejam capazes de enfrentar crises e mudanças inesperadas. Isso inclui o fortalecimento das economias locais, o estímulo à inovação e a valorização das culturas e saberes tradicionais. A diversidade econômica e cultural torna as sociedades mais flexíveis e preparadas para lidar com desafios, garantindo que possam se reinventar diante das transformações globais.

Outro aspecto essencial é a participação e a democracia econômica. A economia holística reconhece que decisões econômicas afetam a vida de todos e, portanto, devem ser tomadas de forma transparente e inclusiva. Isso significa incentivar a participação ativa da população na definição de políticas econômicas e na gestão de recursos. Modelos de governança participativa, cooperativas e empresas sociais são exemplos de como essa abordagem pode ser aplicada na prática, criando um ambiente onde a economia é gerida de forma mais justa e colaborativa.

A implementação da economia holística se dá por meio de diversas práticas que já estão sendo adotadas em diferentes partes do mundo. Um exemplo significativo é a economia circular, um modelo que busca eliminar o desperdício e maximizar a reutilização de recursos. Ao contrário do sistema linear tradicional — baseado na lógica de "extrair, produzir, descartar" — a economia circular propõe um ciclo contínuo de reaproveitamento, em que materiais e produtos são reintegrados ao processo produtivo, reduzindo a necessidade de extração de novos recursos e minimizando impactos ambientais.

Outra abordagem importante dentro da economia holística é a economia solidária, que se baseia na cooperação e na justiça social. Esse modelo valoriza práticas como cooperativas, bancos comunitários e moedas locais, promovendo a inclusão econômica e a autossuficiência das comunidades. Ao fortalecer redes de apoio mútuo e incentivar o comércio justo, a economia solidária reduz desigualdades e cria alternativas sustentáveis ao sistema econômico convencional.

A economia do bem-estar também é um componente essencial dessa abordagem, pois redefine os indicadores de progresso. Em vez de medir o sucesso econômico apenas pelo crescimento do PIB, essa perspectiva considera métricas que refletem a qualidade de vida da população. Indicadores como o Índice de Felicidade Nacional Bruta (FNB) e o Índice de Progresso Genuíno (IPG) levam em conta aspectos como saúde, educação, meio ambiente e bem-estar psicológico, oferecendo uma visão mais abrangente do desenvolvimento humano.

A economia regenerativa vai além da simples sustentabilidade, propondo práticas que não apenas preservam, mas restauram e revitalizam os ecossistemas. Isso inclui iniciativas como a agricultura regenerativa, que recupera a fertilidade dos solos e promove a biodiversidade, e projetos de restauração ambiental, que ajudam a reverter danos causados pela degradação humana. A ideia central dessa abordagem é que a economia pode ser um agente positivo na regeneração do planeta, e não apenas um fator de destruição.

Além disso, a economia local e comunitária desempenha um papel fundamental na construção de um modelo econômico mais equilibrado e resiliente. Ao incentivar o consumo e a produção locais, essa abordagem fortalece pequenos negócios, reduz a dependência de cadeias globais de suprimentos e fomenta um senso de pertencimento e cooperação dentro das comunidades.

A tecnologia e a inovação também desempenham um papel crucial na economia holística. Avanços como a energia renovável, a agricultura de precisão e a blockchain podem ser utilizados para promover a sustentabilidade, a inclusão e a eficiência. No entanto, é essencial que o desenvolvimento tecnológico seja guiado por princípios éticos e responsabilidade social, garantindo que seus benefícios sejam distribuídos de forma equitativa e que seus impactos ambientais sejam minimizados.

Apesar das inúmeras vantagens, a economia holística enfrenta desafios significativos. A resistência à mudança, a dependência de sistemas econômicos tradicionais e a falta de apoio institucional são obstáculos que precisam ser superados. No entanto, as oportunidades são vastas. O crescente interesse por sustentabilidade, a demanda por práticas mais justas e a expansão das redes de colaboração global oferecem um cenário propício para a consolidação dessa nova abordagem.

Os indivíduos também desempenham um papel fundamental na transição para a economia holística. Pequenas mudanças no dia a dia, como adotar um consumo mais consciente, apoiar negócios locais e participar de iniciativas comunitárias, podem gerar impactos significativos. A educação e a conscientização são ferramentas essenciais para impulsionar essa transformação cultural, criando uma sociedade mais informada e engajada na construção de um futuro sustentável.

Dessa forma, a economia holística nos convida a repensar a maneira como nos relacionamos com a economia, o meio ambiente e a sociedade. Ao adotar essa perspectiva, podemos construir um mundo onde o progresso seja medido não apenas pela riqueza material, mas pelo bem-estar coletivo, pela regeneração da natureza e pela justiça social. Essa abordagem não apenas nos ajuda a enfrentar os desafios do presente, mas também nos inspira a criar um futuro mais harmonioso, inclusivo e sustentável.

A concretização da economia holística depende da convergência de esforços entre governos, empresas e cidadãos. Para que essa transformação ocorra de maneira eficaz, é necessário que políticas públicas sejam reformuladas para priorizar modelos econômicos regenerativos, garantindo incentivos para práticas sustentáveis e reduzindo a dependência de setores predatórios. Ao mesmo tempo, as empresas precisam assumir um papel de corresponsabilidade, adotando modelos de produção e gestão que respeitem os limites ambientais e promovam a equidade social. No entanto, nenhuma mudança será verdadeiramente duradoura sem o engajamento da população, que, por meio de escolhas cotidianas e participação ativa em processos políticos e econômicos, pode fortalecer essa nova visão de desenvolvimento.

Mais do que um conjunto de estratégias econômicas, a economia holística representa uma mudança profunda na forma como a sociedade enxerga o progresso. Ela desafia a lógica do crescimento ilimitado e propõe uma nova mentalidade baseada no equilíbrio entre prosperidade e preservação, entre inovação e respeito às tradições, entre bem-estar individual e coletivo. Trata-se de um convite para reavaliar nossas prioridades e reconhecer que a verdadeira riqueza não se encontra apenas na acumulação de bens, mas na qualidade das relações humanas, na saúde dos ecossistemas e na capacidade de garantir um futuro digno para as próximas gerações.

O caminho para a implementação desse modelo não será simples, mas as transformações já em curso demonstram que essa mudança é não apenas possível, mas necessária. Cada passo na direção de uma economia mais justa, sustentável e integrada fortalece as bases para um mundo mais equilibrado e resiliente. À medida que governos, empresas e indivíduos se conscientizam do impacto de suas decisões, cresce a possibilidade de construir um sistema econômico que valorize, acima de tudo, a vida em todas as suas formas. O desafio está lançado: escolher entre a inércia do passado ou a construção de um futuro em que prosperidade e harmonia caminham lado a lado.

Capítulo 17
Visões Sistêmicas para um Mundo Melhor

As sociedades modernas enfrentam desafios cada vez mais complexos e interconectados, exigindo abordagens políticas que transcendam a fragmentação e os interesses imediatistas. A governança tradicional, frequentemente orientada por ciclos eleitorais curtos e influências de grupos de poder, tem dificuldades em lidar com problemas sistêmicos como mudanças climáticas, desigualdade social e crises econômicas recorrentes. Esses desafios não podem ser solucionados isoladamente, pois estão profundamente entrelaçados e requerem uma visão ampla e integrada. A política e a governança holísticas emergem como uma resposta necessária a essa lacuna, propondo um modelo que prioriza a interconexão entre os diferentes aspectos da sociedade, a participação ativa da população e a sustentabilidade a longo prazo. Em vez de políticas reativas, que combatem apenas os sintomas dos problemas, essa abordagem busca identificar e tratar suas causas estruturais, promovendo um equilíbrio entre crescimento econômico, justiça social e preservação ambiental.

Para construir um modelo político mais eficaz e sustentável, é essencial repensar os fundamentos da governança, incorporando princípios que favoreçam decisões baseadas em evidências, transparência e equidade. A política holística reconhece que a prosperidade de uma nação não pode ser medida apenas pelo crescimento econômico, mas também pela qualidade de vida de seus cidadãos, pelo acesso a direitos fundamentais e pela saúde dos ecossistemas. Esse modelo enfatiza a necessidade de ampliar os processos democráticos, permitindo que diferentes setores da sociedade participem ativamente das decisões que os afetam. Isso inclui desde mecanismos de democracia participativa, como orçamentos colaborativos e assembleias populares, até a incorporação de conhecimentos tradicionais e científicos na formulação de políticas públicas. Além disso, a governança holística valoriza a cooperação entre diferentes níveis de governo e setores da sociedade, promovendo parcerias que fortaleçam a resiliência das comunidades e garantam a implementação de soluções eficazes e duradouras.

A transição para uma governança holística não é isenta de desafios, pois exige mudanças culturais, estruturais e institucionais profundas. A resistência ao novo, a influência de interesses estabelecidos e a complexidade dos sistemas políticos são obstáculos a serem superados. No entanto, o avanço da tecnologia e a crescente conscientização global sobre a necessidade de modelos mais sustentáveis criam oportunidades inéditas para essa transformação. Ferramentas digitais podem ampliar a transparência e a participação cidadã, enquanto redes de colaboração globais facilitam o intercâmbio de ideias e boas práticas entre diferentes países e comunidades. O engajamento dos cidadãos é um elemento crucial nesse processo, pois a política holística não se constrói apenas de cima para baixo, mas também por meio de ações cotidianas que promovam valores como justiça, solidariedade e responsabilidade coletiva. Ao fortalecer a participação democrática e adotar uma visão integrada da governança, é possível criar sociedades mais justas, resilientes e preparadas para enfrentar os desafios do futuro.

A política e a governança holísticas fundamentam-se em princípios que visam transformar a maneira como sociedades enfrentam desafios globais, promovendo soluções sustentáveis, justas e participativas. O primeiro princípio essencial é a visão sistêmica, que reconhece a interconexão entre questões como mudanças climáticas, desigualdade social e perda da biodiversidade. Em vez de tratar os sintomas de problemas isoladamente, essa abordagem busca compreender suas causas estruturais, adotando estratégias que considerem os múltiplos fatores que influenciam esses fenômenos. Assim, políticas eficazes devem levar em conta não apenas variáveis econômicas, mas também os impactos sociais e ambientais, garantindo que decisões de curto prazo não comprometam a sustentabilidade futura.

Outro pilar fundamental é a participação e inclusão. A governança holística defende que todos os setores da sociedade, incluindo grupos marginalizados e comunidades locais, devem ter voz ativa na tomada de decisões. Isso significa valorizar o conhecimento tradicional e acadêmico, garantindo que diferentes perspectivas sejam consideradas na formulação de políticas públicas. A adoção de mecanismos como orçamentos participativos, consultas populares e assembleias cidadãs fortalece a democracia ao proporcionar maior representatividade e engajamento social. Dessa forma, decisões governamentais deixam de ser exclusividade de elites políticas e econômicas e passam a refletir, de maneira mais justa, as reais necessidades da população.

A sustentabilidade e a resiliência também são princípios centrais da política holística. Toda decisão deve levar em conta seus impactos a longo prazo e a necessidade de preservar os recursos naturais para as gerações futuras. Isso implica não apenas a conservação ambiental, mas também a criação de sistemas sociais e econômicos capazes de se adaptar e resistir a crises. A resiliência das comunidades pode ser fortalecida por meio da diversificação econômica, da educação ambiental e de políticas que incentivem práticas regenerativas, como a agricultura sustentável e a economia circular.

A justiça e a equidade são outros princípios fundamentais. A governança holística busca reduzir desigualdades e garantir que todos tenham acesso a oportunidades e recursos básicos, como educação, saúde e moradia digna. Isso exige políticas redistributivas e um compromisso com a inclusão social, promovendo o bem-estar coletivo em vez de concentrar benefícios em pequenos grupos privilegiados. Medidas como a taxação progressiva, programas de transferência de renda e investimentos em infraestrutura social são exemplos de como a equidade pode ser incorporada às políticas públicas.

Por fim, a transparência e a responsabilidade são essenciais para garantir a integridade das instituições. Governos e organizações devem ser abertos, éticos e prestarem contas à sociedade, evitando a corrupção e promovendo a confiança entre cidadãos e lideranças políticas. Ferramentas como dados abertos, auditorias públicas e plataformas de monitoramento governamental são mecanismos que podem aumentar a transparência e fortalecer a democracia.

A política e a governança holísticas não se limitam a conceitos abstratos; elas se traduzem em práticas concretas que já estão sendo implementadas em diversas partes do mundo. Um exemplo disso são as políticas baseadas em evidências, que utilizam dados científicos e análises aprofundadas para embasar decisões governamentais. Em vez de adotar medidas impulsivas ou influenciadas por interesses políticos, esse modelo prioriza soluções fundamentadas em pesquisas e experiências bem-sucedidas. A consideração dos impactos sociais, ambientais e econômicos antes da implementação de políticas públicas torna as decisões mais eficazes e alinhadas às reais necessidades da população.

Outro aspecto crucial é a governança multinível, que reconhece a necessidade de cooperação entre diferentes esferas do poder público. Problemas globais exigem soluções coordenadas entre governos locais, nacionais e internacionais, bem como a colaboração entre setores público, privado e organizações da sociedade civil. Essa abordagem fomenta parcerias estratégicas e facilita a implementação de políticas integradas, fortalecendo a resiliência das comunidades e promovendo o desenvolvimento sustentável.

A democracia participativa também desempenha um papel central. Mecanismos como orçamentos participativos, consultas públicas e assembleias cidadãs permitem que a população influencie diretamente as decisões que afetam seu cotidiano. Ao promover maior envolvimento cívico, essa abordagem fortalece a legitimidade das políticas públicas e reduz a alienação política, incentivando um senso de responsabilidade coletiva na construção do futuro.

No campo ambiental, políticas de sustentabilidade são fundamentais para garantir a preservação dos ecossistemas e a mitigação das mudanças climáticas. Governos que adotam a perspectiva holística investem em energias renováveis, eficiência energética, reflorestamento e economia circular, buscando minimizar desperdícios e impactos ambientais. Incentivos para empresas e cidadãos adotarem práticas sustentáveis também fazem parte desse modelo, promovendo uma cultura de responsabilidade ambiental.

A justiça restaurativa é outra prática que reflete os princípios da governança holística. Em vez de priorizar punições severas e repressivas, essa abordagem propõe a resolução de conflitos por meio do diálogo, da reconciliação e da reparação dos danos causados. Aplicada em diversas áreas, desde sistemas judiciais até mediação de conflitos comunitários, a justiça restaurativa promove coesão social e fortalece os laços de solidariedade.

A tecnologia e a inovação desempenham um papel essencial na governança holística. O uso de inteligência artificial, análise de dados e plataformas digitais pode melhorar a transparência governamental e ampliar a participação cidadã. Sistemas de monitoramento de políticas públicas, aplicativos de denúncia e ferramentas de participação online permitem que os cidadãos acompanhem e influenciem as decisões políticas em tempo real. No entanto, é fundamental que a tecnologia seja desenvolvida e utilizada de maneira ética e responsável, garantindo que seus benefícios sejam acessíveis a todos e que seus impactos sociais e ambientais sejam cuidadosamente considerados.

Apesar dos avanços, a implementação da política e governança holísticas enfrenta desafios significativos. A resistência à mudança, interesses políticos e econômicos consolidados e a complexidade dos sistemas governamentais podem dificultar a transição para esse modelo. A falta de recursos e de capacitação para gestores públicos também representa um obstáculo, tornando essencial o investimento em educação política e desenvolvimento de lideranças comprometidas com essa visão.

No entanto, as oportunidades para expandir esse modelo são inúmeras. O crescimento da conscientização global sobre sustentabilidade e justiça social impulsiona a demanda por políticas mais inclusivas e responsáveis. Além disso, a globalização e a tecnologia facilitam a troca de conhecimento e experiências entre países, permitindo que boas práticas sejam adaptadas e replicadas em diferentes contextos.

Por fim, o papel do cidadão é indispensável para a construção de uma governança holística eficaz. Além de votar e cobrar transparência dos governantes, cada indivíduo pode contribuir ativamente engajando-se em iniciativas comunitárias, promovendo diálogos construtivos e adotando hábitos sustentáveis no dia a dia. A educação e a conscientização são ferramentas poderosas para impulsionar uma mudança cultural em direção a uma sociedade mais justa, equilibrada e sustentável.

Ao integrar esses princípios e práticas, a política e a governança holísticas oferecem um caminho promissor para enfrentar os desafios do século XXI. A interconexão entre diferentes áreas da sociedade exige soluções que transcendam abordagens fragmentadas e de curto prazo. Ao fortalecer a participação democrática, garantir equidade e priorizar a sustentabilidade, é possível criar um modelo de governança que promova prosperidade compartilhada e um futuro mais harmonioso para todos.

A construção desse novo paradigma de governança exige um compromisso contínuo com a inovação política e a transformação cultural. À medida que mais sociedades percebem a ineficácia de modelos tradicionais fragmentados, cresce a necessidade de investir em lideranças capazes de articular soluções sistêmicas e inclusivas. A educação política, nesse contexto, desempenha um papel essencial, preparando cidadãos e gestores para compreenderem a complexidade dos desafios contemporâneos e colaborarem na formulação de políticas públicas que realmente atendam às necessidades coletivas. Essa transição não ocorrerá de forma instantânea, mas cada passo em direção a uma governança mais holística representa um avanço significativo na construção de um mundo mais justo e sustentável.

Além das mudanças estruturais, a adoção da política holística também exige um novo olhar sobre os valores que norteiam a vida em sociedade. O individualismo exacerbado e a priorização do lucro acima do bem-estar coletivo precisam dar lugar a princípios baseados na cooperação, na ética e na corresponsabilidade. Modelos que valorizam a transparência e a participação ativa da população demonstram que é possível equilibrar desenvolvimento econômico com justiça social e preservação ambiental. O desafio está em transformar essas ideias em ações concretas e duradouras, resistindo às pressões daqueles que lucram com a manutenção do status quo.

A governança holística não é apenas um conceito teórico, mas uma necessidade urgente em um mundo que enfrenta desafios cada vez mais interligados. À medida que novas experiências mostram seus resultados positivos, torna-se evidente que soluções fragmentadas não são mais suficientes. O futuro depende da capacidade coletiva de repensar a política como uma ferramenta de transformação real, capaz de construir sociedades mais resilientes, equilibradas e prósperas. Ao adotar uma visão sistêmica, colaborativa e sustentável, a humanidade poderá trilhar um caminho que transcenda crises e estabeleça bases sólidas para um mundo melhor.

Capítulo 18
Ferramentas para a Integração

A rápida evolução da tecnologia e da inovação tem redefinido profundamente a forma como vivemos, trabalhamos e interagimos com o mundo. Se, por um lado, essas transformações trazem avanços significativos na qualidade de vida e na eficiência dos processos produtivos, por outro, também impõem desafios éticos, sociais e ambientais que precisam ser cuidadosamente considerados. O progresso tecnológico não pode ser guiado apenas pelo desejo de crescimento e lucro, mas deve estar alinhado a princípios de equidade, sustentabilidade e bem-estar coletivo. A adoção de uma abordagem holística para a tecnologia e a inovação exige a consideração não apenas dos benefícios imediatos, mas também dos impactos de longo prazo sobre a sociedade, o meio ambiente e as futuras gerações. Esse novo paradigma busca integrar diferentes campos do conhecimento e promover soluções que respeitem os limites do planeta, ao mesmo tempo em que ampliam as oportunidades e a inclusão social.

A tecnologia tem um enorme potencial para promover a integração entre indivíduos, comunidades e nações, facilitando a troca de conhecimentos e fortalecendo redes de colaboração global. O avanço das comunicações digitais, da inteligência artificial e da internet das coisas permitiu a criação de novas formas de interação e cooperação, encurtando distâncias e tornando informações acessíveis a um número crescente de pessoas. No entanto, o acesso desigual à tecnologia continua sendo um obstáculo significativo, ampliando a exclusão digital e aprofundando as desigualdades sociais e econômicas. Uma inovação verdadeiramente holística deve priorizar a democratização do acesso às ferramentas tecnológicas, garantindo que todos possam se beneficiar de seus avanços e que nenhuma comunidade fique à margem desse progresso. Além disso, é fundamental promover a educação digital e o pensamento crítico, para que as pessoas possam utilizar a tecnologia de maneira consciente e responsável, evitando riscos como a desinformação, a manipulação de dados e a perda de privacidade.

A inovação voltada para a sustentabilidade é outro pilar essencial dessa abordagem, pois permite enfrentar desafios globais como as mudanças climáticas, o esgotamento dos recursos naturais e a degradação ambiental. Tecnologias emergentes, como energias renováveis, agricultura regenerativa, biomateriais e soluções baseadas na natureza, demonstram que o desenvolvimento pode ser compatível com a preservação ambiental e a regeneração dos ecossistemas. No entanto, para que essas soluções sejam amplamente adotadas, é necessário um esforço conjunto entre governos, empresas e sociedade civil, promovendo políticas públicas que incentivem modelos produtivos sustentáveis e garantindo que a inovação atenda às necessidades do presente sem comprometer as possibilidades do futuro. O verdadeiro avanço tecnológico não está apenas na criação de novos produtos e serviços, mas na capacidade de moldar um mundo mais justo, equilibrado e preparado para os desafios que estão por vir.

A tecnologia tem o poder de conectar pessoas, ideias e recursos de maneiras antes inimagináveis. O avanço das plataformas digitais, das redes sociais e das ferramentas de comunicação possibilitou que indivíduos e comunidades se reunissem virtualmente para trocar conhecimentos, desenvolver projetos e resolver desafios coletivos. Essa conectividade ampliou oportunidades de integração social, cultural e econômica, eliminando barreiras físicas e permitindo o diálogo entre diferentes realidades. Hoje, empresas podem operar globalmente, profissionais podem colaborar independentemente de sua localização e movimentos sociais podem ganhar força rapidamente por meio das redes digitais. Essa revolução na forma como interagimos trouxe um potencial imenso para a construção de um mundo mais interligado e inclusivo.

Entretanto, apesar de todos esses avanços, a tecnologia também tem o poder de criar divisões. A exclusão digital ainda é uma realidade para milhões de pessoas que não têm acesso a dispositivos, internet ou conhecimento técnico suficiente para aproveitar os benefícios da conectividade. Em muitos lugares, a infraestrutura digital ainda é precária ou inexistente, perpetuando desigualdades socioeconômicas. Além disso, o crescimento das bolhas de informação e a disseminação de conteúdos polarizadores contribuíram para a fragmentação social e para o reforço de preconceitos e desinformação. Diante desses desafios, é essencial que a tecnologia seja desenvolvida e utilizada com uma abordagem holística, garantindo que seu impacto positivo alcance todas as camadas da sociedade. A promoção da inclusão digital, por meio do acesso facilitado à internet, da educação tecnológica e de políticas públicas voltadas para a democratização do conhecimento, é um passo fundamental para garantir que ninguém fique à margem desse progresso.

    A inovação, além de promover a conectividade, também tem um papel central na busca por soluções sustentáveis. Diante dos desafios ambientais que a humanidade enfrenta, o desenvolvimento tecnológico precisa estar alinhado com princípios de regeneração e preservação. Tecnologias emergentes vêm demonstrando que o crescimento econômico pode caminhar lado a lado com a sustentabilidade. Energias renováveis, como solar e eólica, têm se tornado mais acessíveis e eficientes, permitindo uma transição para matrizes energéticas menos poluentes. A agricultura de precisão, que usa sensores e inteligência artificial para otimizar o uso de insumos, reduz o desperdício e o impacto ambiental da produção de alimentos. Modelos de economia circular propõem a reutilização e reciclagem de materiais, reduzindo a extração de recursos naturais e o acúmulo de resíduos.

    Mas para que essas inovações sejam realmente efetivas, é preciso integrar diferentes perspectivas e disciplinas na busca por soluções equilibradas. Um exemplo claro disso são as cidades inteligentes e sustentáveis, que combinam diversas tecnologias para melhorar a qualidade de vida da população e aumentar a resiliência urbana. A implementação de sistemas de transporte público eficientes e sustentáveis, redes de abastecimento de água inteligentes, gestão avançada de resíduos e fontes de energia limpa são passos essenciais para tornar os centros urbanos mais habitáveis e sustentáveis. Contudo, para que essas soluções sejam amplamente adotadas, é necessário um esforço conjunto entre governos, empresas e sociedade civil, garantindo que as inovações sejam acessíveis e benéficas para todos.

Além de conectar e impulsionar a sustentabilidade, a tecnologia também tem sido uma aliada poderosa na promoção do bem-estar. Aplicativos voltados para a saúde mental e física, plataformas de ensino online, assistentes virtuais para meditação e programas de monitoramento de atividades físicas são alguns exemplos de como o avanço tecnológico pode contribuir para a melhoria da qualidade de vida. Hoje, um indivíduo pode acessar terapia online, aprender um novo idioma de forma autodidata ou monitorar seus hábitos de sono com o auxílio de dispositivos inteligentes. Esses recursos aumentam a autonomia das pessoas sobre sua própria saúde e desenvolvimento pessoal.

No entanto, o uso desenfreado da tecnologia pode trazer impactos negativos, especialmente quando não há equilíbrio entre o mundo digital e a vida real. O excesso de tempo gasto em telas, a sobrecarga de informações e a constante conexão podem levar ao estresse, ansiedade e isolamento social. A dependência de dispositivos digitais pode comprometer a qualidade do sono, as relações interpessoais e até mesmo a produtividade no trabalho. Por isso, é fundamental promover um uso consciente da tecnologia, incentivando pausas, períodos de desconexão e interações presenciais. O equilíbrio entre a vida digital e a realidade física deve ser incentivado tanto em ambientes corporativos quanto em contextos educacionais e familiares, para que os benefícios tecnológicos não sejam obscurecidos pelos seus efeitos adversos.

A inovação e a tecnologia também levantam questões éticas e sociais que não podem ser ignoradas. O avanço da inteligência artificial e da automação tem trazido impactos profundos no mercado de trabalho, substituindo algumas funções humanas por sistemas mais eficientes. Enquanto alguns setores são beneficiados pela maior produtividade, outros enfrentam a redução de postos de trabalho e o aumento das desigualdades sociais. Além disso, a privacidade dos usuários está constantemente ameaçada pelo uso inadequado de dados pessoais, pela vigilância em massa e pela manipulação de informações. Empresas e governos precisam estabelecer regulamentos claros para proteger os cidadãos e garantir que o desenvolvimento tecnológico seja pautado pela ética e pela transparência.

Uma abordagem holística para a tecnologia exige que todas essas preocupações sejam levadas em conta e que soluções sejam implementadas para mitigar seus riscos. A criação de políticas que regulamentem o uso de dados, a proteção dos direitos digitais e a implementação de diretrizes éticas no desenvolvimento da inteligência artificial são medidas fundamentais. Além disso, a participação ativa da sociedade nas decisões que envolvem inovação e tecnologia é essencial para garantir que as soluções adotadas sejam justas e representativas.

Diante da escala global dos desafios e oportunidades que a tecnologia proporciona, a colaboração entre nações, organizações e setores se torna indispensável. A Agenda 2030 das Nações Unidas e os Objetivos de Desenvolvimento Sustentável (ODS) são exemplos de iniciativas que incentivam a cooperação internacional para o desenvolvimento sustentável. Parcerias entre governos, empresas privadas, universidades e organizações não governamentais possibilitam o intercâmbio de conhecimentos e a criação de soluções conjuntas que beneficiam toda a humanidade. A ciência cidadã, na qual indivíduos contribuem para pesquisas e análise de dados, demonstra como a participação popular pode fortalecer a inovação e gerar impactos positivos em larga escala.

Embora o papel das grandes instituições seja fundamental, cada indivíduo também pode contribuir para um uso mais responsável e sustentável da tecnologia. Pequenas mudanças no dia a dia, como reduzir o consumo de dispositivos eletrônicos desnecessários, apoiar projetos de inovação sustentável e praticar um uso equilibrado da tecnologia, podem gerar impactos cumulativos importantes. A conscientização sobre os impactos da inovação e a adoção de hábitos que priorizem o bem-estar coletivo são passos essenciais para a construção de um futuro mais integrado e harmonioso.

Em um mundo onde a tecnologia evolui rapidamente e redefine nossa forma de viver, pensar e interagir, é fundamental garantir que essa evolução seja orientada por valores que promovam a equidade, a sustentabilidade e o bem-estar social. A adoção de uma abordagem holística não significa apenas maximizar os benefícios tecnológicos, mas também minimizar seus riscos e garantir que suas vantagens sejam acessíveis a todos. Com a colaboração entre indivíduos, empresas, governos e organizações, podemos criar um futuro onde a inovação não apenas resolva problemas, mas também inspire um mundo mais justo, equilibrado e preparado para os desafios do amanhã.

A transição para uma sociedade verdadeiramente integrada depende da forma como escolhemos utilizar as ferramentas tecnológicas a nosso favor. O progresso não se define apenas pela sofisticação das inovações, mas pelo impacto positivo que elas geram na vida das pessoas e na preservação do planeta. A busca por soluções inclusivas e sustentáveis exige um olhar crítico sobre as consequências do avanço digital, garantindo que ele sirva para fortalecer laços sociais, reduzir desigualdades e promover um desenvolvimento equilibrado. O desafio, portanto, não está apenas na criação de novas tecnologias, mas na construção de uma cultura que valorize sua aplicação ética e responsável.

Além disso, a colaboração contínua entre diferentes setores será essencial para moldar esse novo cenário. Governos precisam criar regulações que incentivem o uso consciente da inovação, enquanto empresas devem incorporar compromissos ambientais e sociais em suas estratégias. A academia e a sociedade civil também desempenham papéis fundamentais, ampliando o debate sobre os impactos da tecnologia e incentivando a participação ativa dos cidadãos na definição de diretrizes para seu desenvolvimento. Somente por meio de um esforço conjunto será possível garantir que o avanço tecnológico se torne um motor de inclusão e sustentabilidade, em vez de um fator de exclusão e degradação.

O caminho para um futuro mais integrado e equilibrado está na forma como utilizamos os recursos disponíveis para criar um impacto positivo duradouro. A tecnologia, quando aliada a princípios de equidade e regeneração, pode ser uma ferramenta poderosa para transformar a realidade e preparar as próximas gerações para desafios cada vez mais complexos. Cabe a cada um de nós, enquanto indivíduos e coletividade, decidir se queremos ser meros consumidores das inovações ou agentes ativos na construção de um mundo onde a tecnologia seja sinônimo de conexão, harmonia e prosperidade compartilhada.

Capítulo 19
Celebrando a Unidade na Pluralidade

A diversidade cultural é uma das maiores riquezas da humanidade, refletindo a complexidade e a profundidade da experiência humana ao longo da história. Cada cultura carrega consigo um conjunto único de valores, crenças, tradições e expressões artísticas que moldam identidades individuais e coletivas. No entanto, em um mundo cada vez mais globalizado, há um risco crescente de que essa diversidade seja apagada pela homogeneização cultural, onde práticas e costumes locais são substituídos por padrões dominantes. Para evitar essa perda inestimável, é essencial adotar uma abordagem que reconheça e celebre a pluralidade, promovendo o respeito mútuo e a integração harmoniosa entre diferentes tradições. A valorização da diversidade não significa apenas preservar o passado, mas também criar espaços onde diferentes culturas possam coexistir, influenciar-se positivamente e evoluir juntas. Ao enxergar a cultura como um campo dinâmico de trocas e aprendizado, podemos construir sociedades mais ricas, resilientes e inclusivas, nas quais a identidade de cada grupo seja respeitada sem que isso signifique isolamento ou conflito.

A pluralidade cultural, quando reconhecida e incentivada, fortalece o tecido social, tornando as comunidades mais adaptáveis às mudanças e mais preparadas para enfrentar desafios globais. Em tempos de crise, a diversidade de perspectivas e soluções oferecidas por diferentes tradições pode ser um fator decisivo para a inovação e a superação de dificuldades. No entanto, a construção de uma sociedade verdadeiramente pluralista exige mais do que a simples aceitação das diferenças; requer a promoção ativa do diálogo intercultural e da inclusão. Isso significa criar oportunidades para que todas as vozes sejam ouvidas, garantindo que culturas historicamente marginalizadas tenham espaço para se expressar e contribuir para o desenvolvimento social. A educação tem um papel crucial nesse processo, pois ao ensinar sobre diferentes culturas e tradições, ajuda a combater preconceitos e estereótipos, promovendo uma visão mais ampla e empática do mundo. Além disso, políticas públicas e iniciativas privadas podem desempenhar um papel importante na proteção do patrimônio cultural e na valorização da diversidade em todos os aspectos da vida social, econômica e política.

A tecnologia e a mídia desempenham um papel ambíguo nessa dinâmica: ao mesmo tempo em que podem ser usadas para ampliar a visibilidade de culturas diversas e fomentar o intercâmbio global, também podem reforçar desigualdades e promover uma visão padronizada da identidade cultural. Redes sociais, plataformas de streaming e outras ferramentas digitais oferecem um alcance sem precedentes para que grupos culturais compartilhem suas expressões artísticas e suas narrativas, permitindo que tradições antes restritas a um contexto local sejam apreciadas globalmente. No entanto, essa democratização do acesso à cultura deve ser acompanhada de um esforço consciente para garantir que todas as representações sejam autênticas e respeitosas, evitando a apropriação cultural e a distorção de significados. O desafio contemporâneo não é apenas preservar a diversidade cultural, mas também garantir que essa diversidade possa se manifestar de maneira justa e equilibrada em um mundo interconectado. Celebrar a unidade na pluralidade significa reconhecer que, embora tenhamos origens, histórias e costumes distintos, estamos todos interligados por uma humanidade comum, e é essa interconexão que nos permite construir um futuro mais rico, harmonioso e sustentável.

A diversidade cultural se apresenta como uma expressão vívida da criatividade e da adaptabilidade humana, refletindo as inúmeras formas pelas quais os povos, ao longo da história, moldaram suas identidades, crenças e tradições. Cada cultura carrega um legado próprio, uma bagagem de valores e práticas que enriquecem não apenas aqueles que delas fazem parte, mas toda a humanidade. A coexistência dessas múltiplas perspectivas oferece a oportunidade de um aprendizado constante, ampliando horizontes e fornecendo soluções inovadoras para desafios comuns. Ao observarmos o intercâmbio cultural, percebemos como diferentes sociedades encontraram formas únicas de lidar com a natureza, a espiritualidade, as relações interpessoais e os avanços tecnológicos. É nesse mosaico de experiências que reside a verdadeira riqueza da diversidade: ela permite que aprendamos uns com os outros, que exploremos novos caminhos e que construamos pontes entre diferentes formas de ver e estar no mundo.

Mais do que uma fonte de aprendizado, a diversidade cultural representa também um pilar de resiliência para as sociedades. Em tempos de crise, sejam elas ambientais, econômicas ou sociais, a diversidade de abordagens e soluções proporcionada por diferentes tradições pode ser crucial para a superação de dificuldades. Quando uma comunidade valoriza sua pluralidade, ela se torna mais flexível, capaz de se reinventar e de encontrar alternativas para desafios inesperados. Em contrapartida, sociedades que negligenciam sua diversidade ou que impõem uma uniformização forçada tendem a perder parte de sua vitalidade, tornando-se menos preparadas para enfrentar mudanças abruptas. Dessa forma, a preservação da diversidade cultural não é apenas uma questão de respeito às tradições, mas também uma estratégia essencial para a sustentabilidade e o bem-estar coletivo.

Entretanto, essa riqueza enfrenta desafios constantes, especialmente em um mundo onde a globalização pode, simultaneamente, ampliar o acesso a diferentes culturas e promover a homogeneização de costumes. O avanço das comunicações e das grandes indústrias culturais muitas vezes resulta na predominância de certas expressões culturais em detrimento de outras, levando à marginalização de tradições locais e à perda gradual de identidades. Povos indígenas, comunidades tradicionais e grupos étnicos minoritários frequentemente veem suas línguas desaparecerem, seus costumes serem ignorados e suas terras serem ameaçadas. Além disso, a diversidade cultural pode, em algumas situações, ser fonte de tensão, sobretudo quando diferentes grupos competem por espaço, recursos ou reconhecimento. O preconceito e a discriminação surgem quando a diferença é vista como um obstáculo, em vez de um ponto de encontro. Para superar esses desafios, é fundamental adotar uma abordagem que promova o diálogo, o respeito mútuo e a cooperação entre diferentes grupos, garantindo que todas as culturas tenham espaço para se expressar e se desenvolver.

É nesse contexto que surge o conceito de unidade na pluralidade, uma ideia que reconhece a diversidade como uma força enriquecedora, ao mesmo tempo em que busca promover harmonia e colaboração entre diferentes culturas. Essa visão não ignora as diferenças; ao contrário, celebra-as como elementos fundamentais da experiência humana. No entanto, ela enfatiza que, apesar das distintas origens e histórias, há algo essencial que conecta todos os seres humanos: a capacidade de compartilhar, aprender e construir juntos. A unidade na pluralidade não significa uniformidade, mas sim a criação de um ambiente onde diferentes tradições possam coexistir de forma respeitosa e produtiva. Isso implica em esforços concretos para valorizar a diversidade, como a promoção do diálogo intercultural, a valorização das expressões culturais e a criação de espaços onde múltiplas identidades possam florescer sem medo de exclusão ou repressão.

Para celebrar a diversidade cultural de maneira significativa, é necessário adotar práticas e iniciativas que reforcem o respeito, a inclusão e o entendimento mútuo. Um dos principais caminhos para isso é a educação intercultural, que busca ensinar não apenas a história e as tradições de diferentes povos, mas também incentivar a troca de experiências entre indivíduos de origens diversas. Escolas e universidades desempenham um papel crucial ao incorporar conteúdos que promovam a consciência sobre a pluralidade cultural e combatam estereótipos. Além disso, festivais e celebrações culturais representam poderosas ferramentas de integração, proporcionando oportunidades para que as pessoas experimentem novas formas de arte, música, culinária e costumes, promovendo assim a valorização e a aceitação das diferenças.

A implementação de políticas públicas voltadas à inclusão e à diversidade também é essencial para garantir que todas as culturas tenham voz e visibilidade em diferentes esferas da sociedade. Isso inclui medidas como a representatividade na mídia, a igualdade de oportunidades no mercado de trabalho e o incentivo à produção cultural local. O diálogo intercultural deve ser estimulado tanto em nível comunitário quanto em grandes fóruns internacionais, criando espaços para que diferentes povos possam compartilhar suas visões de mundo e fortalecer laços de cooperação. Paralelamente, a preservação do patrimônio cultural deve ser uma prioridade, garantindo que monumentos, línguas, rituais e saberes ancestrais sejam protegidos e transmitidos para as futuras gerações. Museus, bibliotecas e centros culturais desempenham um papel vital nesse processo, funcionando como guardiões da memória coletiva da humanidade.

A tecnologia e a mídia, por sua vez, assumem uma posição ambígua nesse cenário. Se, por um lado, oferecem uma plataforma sem precedentes para a disseminação de culturas e narrativas antes restritas a pequenos grupos, por outro, também podem reforçar estereótipos e promover uma visão distorcida da diversidade. O acesso à internet possibilita que artistas, escritores e comunidades compartilhem suas expressões culturais com um público global, democratizando a produção e o consumo cultural. No entanto, esse mesmo espaço virtual pode ser dominado por grandes conglomerados que padronizam conteúdos e impõem determinadas tendências culturais em escala mundial. Para garantir que a tecnologia seja uma aliada na valorização da diversidade, é fundamental que ela seja utilizada de forma ética e responsável, incentivando a pluralidade de vozes e assegurando que todas as representações culturais sejam feitas de maneira autêntica e respeitosa.

Apesar dos desafios que a promoção da diversidade cultural enfrenta, há inúmeras oportunidades para ampliar seu reconhecimento e sua valorização. A crescente conscientização sobre a importância da inclusão tem levado governos, empresas e organizações a adotarem políticas mais sensíveis à diversidade. Além disso, a globalização, quando bem direcionada, pode facilitar o intercâmbio cultural e incentivar a colaboração entre diferentes povos. O surgimento de redes de cooperação internacional, o fortalecimento de movimentos sociais e o crescimento do ativismo digital são indicativos de que há um movimento global em prol da diversidade e da justiça cultural.

No fim das contas, a cultura e a diversidade são expressões da riqueza e da complexidade da experiência humana. Ao abraçarmos a unidade na pluralidade, não apenas promovemos o respeito e a inclusão, mas também construímos um mundo mais harmonioso, sustentável e interconectado. A diversidade cultural nos ensina que, independentemente das diferenças, há sempre pontos de convergência capazes de nos unir. Quando reconhecemos e valorizamos essa pluralidade, criamos um futuro onde todas as vozes são ouvidas, todas as histórias são contadas e todas as culturas são celebradas.

A construção de um mundo que celebre a unidade na pluralidade exige um compromisso contínuo com a empatia e o respeito mútuo. Em um cenário global onde fronteiras culturais se tornam cada vez mais fluidas, é fundamental que as sociedades incentivem espaços de troca e aprendizado, garantindo que cada cultura possa manter sua identidade sem medo de apagamento ou dominação. Isso implica não apenas em reconhecer a importância das tradições, mas também em criar oportunidades para que diferentes grupos colaborem e contribuam para um futuro compartilhado. A verdadeira riqueza da diversidade não está apenas em sua existência, mas na forma como ela é vivenciada e valorizada no cotidiano.

No entanto, esse caminho não está isento de desafios. O diálogo intercultural precisa superar barreiras históricas de preconceito, desigualdade e exclusão, muitas vezes reforçadas por estruturas sociais e econômicas que privilegiam certas narrativas em detrimento de outras. Para que a pluralidade seja uma força de coesão e não de fragmentação, é essencial que políticas públicas, iniciativas educacionais e produções culturais trabalhem ativamente para desmantelar estereótipos e construir uma sociedade onde todas as vozes tenham espaço. A pluralidade cultural não deve ser apenas tolerada, mas celebrada e incentivada como um pilar da convivência harmoniosa e do desenvolvimento sustentável.

Ao final, a unidade na pluralidade nos lembra que, apesar de nossas diferenças, compartilhamos uma essência comum: a capacidade de criar, evoluir e nos conectar uns com os outros. Quando aprendemos a enxergar na diversidade uma oportunidade de enriquecimento mútuo, ampliamos nossa compreensão do mundo e fortalecemos os laços que nos unem como humanidade. O desafio é contínuo, mas a recompensa é imensurável: um futuro onde todas as culturas possam florescer juntas, construindo uma sociedade mais justa, vibrante e resiliente.

Capítulo 20
Construindo um Mundo Inclusivo

A busca por justiça social e equidade é um dos alicerces fundamentais para a construção de sociedades mais harmoniosas, sustentáveis e prósperas. Em um mundo marcado por desigualdades estruturais e exclusões históricas, garantir que todas as pessoas tenham acesso a oportunidades e direitos iguais não é apenas uma questão moral, mas também um requisito essencial para o desenvolvimento humano e social. A equidade vai além da simples igualdade formal; ela reconhece que diferentes grupos enfrentam barreiras distintas e, portanto, exige a implementação de políticas e práticas que corrijam essas disparidades, assegurando que todos possam atingir seu pleno potencial. A justiça social, por sua vez, não se limita à distribuição de recursos, mas envolve a criação de condições que permitam a participação ativa e digna de todos os cidadãos na vida econômica, política e cultural. Somente quando esses princípios são incorporados às estruturas institucionais e às práticas cotidianas é que se torna possível construir sociedades verdadeiramente inclusivas, onde ninguém seja deixado para trás.

Para que a justiça social e a equidade sejam efetivamente promovidas, é fundamental abordar as desigualdades em todas as suas dimensões – econômica, social, racial, de gênero e ambiental. O acesso à educação de qualidade, à saúde, ao trabalho digno e à moradia são direitos básicos que devem ser assegurados a todos, independentemente de origem ou condição socioeconômica. No entanto, em muitas partes do mundo, esses direitos ainda são privilégios restritos a determinados grupos, perpetuando ciclos de exclusão e vulnerabilidade. A adoção de políticas afirmativas e mecanismos de proteção social é essencial para romper com esse padrão e criar um ambiente onde cada indivíduo tenha a oportunidade de contribuir para a sociedade de maneira significativa. Além disso, a justiça social também deve considerar a relação entre o ser humano e o meio ambiente, garantindo que os recursos naturais sejam preservados e distribuídos de forma justa, respeitando as necessidades das futuras gerações. Dessa forma, equidade e sustentabilidade tornam-se conceitos indissociáveis, pois um mundo socialmente justo só pode ser construído em bases ecológicas sólidas.

A tecnologia e a inovação desempenham um papel crucial na promoção da justiça social e da equidade, desde que sejam utilizadas de forma ética e inclusiva. Ferramentas digitais podem democratizar o acesso à informação, ampliar oportunidades educacionais e facilitar a participação cidadã em processos políticos e sociais. No entanto, a revolução tecnológica também pode aprofundar desigualdades se seu acesso for restrito a determinados grupos ou se for utilizada para reforçar sistemas de vigilância e controle. Por isso, é essencial garantir que a inovação seja guiada por valores de transparência, responsabilidade e inclusão, promovendo soluções que beneficiem toda a sociedade. Além das políticas institucionais, o papel do indivíduo também é fundamental nesse processo. Pequenas ações, como apoiar iniciativas locais, combater preconceitos, engajar-se em projetos comunitários e promover a conscientização sobre questões sociais, contribuem para a construção de uma cultura de equidade e respeito. Ao compreender a justiça social como um compromisso coletivo e contínuo, é possível transformar as estruturas existentes e criar um futuro onde a dignidade e os direitos de todos sejam plenamente reconhecidos e protegidos.

A justiça social e a equidade fundamentam-se em princípios essenciais que norteiam a construção de uma sociedade mais justa e inclusiva. O primeiro deles é a igualdade de oportunidades, que garante que todas as pessoas, independentemente de sua origem, condição socioeconômica, raça, gênero ou qualquer outra característica, tenham acesso irrestrito a educação de qualidade, serviços de saúde, oportunidades de emprego e participação política. Esse princípio reconhece que, embora as pessoas sejam diferentes, nenhuma delas deve ser impedida de alcançar seu pleno potencial por conta de barreiras estruturais.

Outro princípio essencial é o respeito à dignidade humana. Cada indivíduo possui um valor intrínseco e deve ser tratado com respeito e consideração, independentemente de sua posição social ou condição. Isso implica a proteção dos direitos humanos fundamentais e o combate a qualquer forma de discriminação, garantindo que todas as vozes sejam ouvidas e respeitadas na sociedade.

A inclusão e a participação também são pilares fundamentais. Não basta que os direitos estejam formalmente assegurados; é necessário garantir que todas as pessoas possam exercer plenamente sua cidadania, participando ativamente da vida social, econômica e política. Isso significa criar espaços acessíveis, representativos e acolhedores para grupos historicamente marginalizados, assegurando que sua presença e contribuição sejam valorizadas.

Além disso, a justiça social busca reduzir as desigualdades em todas as suas formas – sociais, econômicas e ambientais. Para isso, são necessárias políticas que promovam a redistribuição justa de recursos e oportunidades, corrigindo distorções que perpetuam a exclusão e a vulnerabilidade. Esse princípio reconhece que a equidade não significa tratar todos da mesma forma, mas sim oferecer suporte diferenciado para garantir que todos tenham condições reais de desenvolvimento e bem-estar.

Por fim, a justiça social precisa estar alinhada à sustentabilidade e à equidade intergeracional. O compromisso com um mundo mais justo não deve se restringir às necessidades do presente, mas deve também considerar o impacto das ações sobre as gerações futuras. Isso exige um desenvolvimento sustentável que respeite os limites ambientais, preserve os recursos naturais e garanta que as futuras gerações herdem um planeta habitável e equilibrado.

Entretanto, a implementação desses princípios enfrenta desafios consideráveis. A discriminação, a pobreza, a exclusão social e a desigualdade de acesso a recursos e oportunidades são obstáculos persistentes que se interconectam e se reforçam, perpetuando ciclos de marginalização. A globalização e as rápidas mudanças tecnológicas, se não forem acompanhadas de políticas inclusivas, podem acentuar ainda mais essas disparidades, concentrando riqueza e poder em poucos grupos e deixando outros à margem.

Para enfrentar esses desafios, é necessário adotar uma abordagem holística, considerando a interdependência dos sistemas sociais, econômicos e ambientais. Isso significa reconhecer que a justiça social não pode ser alcançada isoladamente, mas requer a articulação de diversas políticas e iniciativas que operem de forma integrada e coordenada.

Dentre as estratégias para promover a justiça social e a equidade, destacam-se as políticas de inclusão e ação afirmativa. Essas medidas buscam corrigir desigualdades estruturais, garantindo que grupos historicamente excluídos tenham acesso a oportunidades e recursos. Exemplos disso incluem cotas em universidades e no mercado de trabalho, programas de capacitação para populações vulneráveis e incentivos para pequenos empreendedores de comunidades marginalizadas. Essas ações não apenas oferecem suporte imediato, mas também contribuem para a construção de uma sociedade mais representativa e equitativa.

A educação para a cidadania e os direitos humanos é outra ferramenta poderosa nesse processo. Ao promover o conhecimento sobre direitos e deveres, estimular o pensamento crítico e incentivar o engajamento cívico, essa abordagem contribui para a formação de cidadãos mais conscientes e ativos na luta por uma sociedade mais justa. Escolas, universidades e organizações sociais desempenham um papel fundamental nesse sentido, proporcionando espaços de aprendizado e reflexão sobre temas como diversidade, equidade e participação democrática.

O acesso universal à saúde e à educação também é essencial para reduzir desigualdades e garantir dignidade a todos. Sistemas públicos fortes e bem estruturados permitem que toda a população tenha acesso a serviços de qualidade, independentemente de sua renda. Isso inclui a ampliação de hospitais e unidades de atendimento, a valorização de profissionais da saúde e a implementação de programas educacionais que garantam o aprendizado significativo desde a infância até a vida adulta.

Além disso, a promoção do emprego e do trabalho decente é um dos pilares da justiça social. Isso envolve não apenas a geração de empregos, mas também a garantia de condições dignas para os trabalhadores. Salários justos, segurança no ambiente de trabalho, respeito a direitos trabalhistas e oportunidades de crescimento profissional são fatores essenciais para assegurar que todas as pessoas possam ter uma vida digna e produtiva.

Outro aspecto crucial é a proteção social e a redução da pobreza. Para isso, é fundamental a implementação de redes de segurança social que amparem os mais vulneráveis em momentos de crise. Programas de transferência de renda, seguro-desemprego, pensões e acesso a serviços básicos são mecanismos que evitam que indivíduos e famílias caiam em situação de extrema pobreza, garantindo um mínimo de dignidade e estabilidade.

A tecnologia e a inovação também desempenham um papel significativo na promoção da justiça social, desde que sejam utilizadas de maneira ética e inclusiva. Ferramentas digitais podem facilitar o acesso à informação, ampliar oportunidades educacionais e viabilizar novas formas de participação política e social. No entanto, se o acesso a essas tecnologias for desigual ou se elas forem utilizadas para reforçar mecanismos de vigilância e controle, podem aprofundar ainda mais as disparidades existentes. Por isso, é essencial que o desenvolvimento tecnológico seja pautado por princípios de transparência, responsabilidade e inclusão.

A promoção da justiça social e da equidade, no entanto, não está isenta de desafios. Resistência à mudança, falta de recursos e a complexidade dos sistemas sociais e econômicos podem dificultar a implementação de políticas efetivas. Ainda assim, há também muitas oportunidades. A crescente conscientização sobre a importância da equidade está impulsionando movimentos e iniciativas globais que exigem transformações estruturais. Além disso, as novas tecnologias e a globalização, quando bem direcionadas, podem abrir caminhos para maior colaboração e intercâmbio de ideias, facilitando a construção de sociedades mais justas e igualitárias.

Embora governos, empresas e organizações tenham um papel crucial nesse processo, os indivíduos também podem contribuir significativamente. Pequenas atitudes cotidianas podem ter um impacto cumulativo importante na construção de uma cultura mais inclusiva. Apoiar negócios locais, participar de iniciativas comunitárias, combater preconceitos no dia a dia e promover a conscientização sobre questões sociais são formas acessíveis e concretas de contribuir para um mundo mais justo.

A educação e a conscientização, por sua vez, são ferramentas fundamentais para uma transformação cultural duradoura. Quando as pessoas adotam valores e práticas que promovem a inclusão, o respeito e a solidariedade, criam um ambiente propício para a mudança estrutural. A justiça social e a equidade não são apenas metas a serem alcançadas, mas compromissos contínuos que exigem participação ativa e engajamento coletivo. Somente assim será possível construir um futuro onde todas as pessoas tenham oportunidades iguais e sejam tratadas com dignidade e respeito.

A construção de um mundo verdadeiramente inclusivo exige um esforço coletivo e constante, que vá além de boas intenções e discursos. É necessário transformar as estruturas sociais, econômicas e políticas para garantir que todas as pessoas, independentemente de sua origem, tenham acesso às mesmas oportunidades.

Isso envolve desde a implementação de políticas públicas eficazes até mudanças culturais profundas que incentivem a empatia e o reconhecimento da dignidade humana. Inclusão não significa apenas abrir espaços, mas garantir que todas as vozes sejam ouvidas, respeitadas e valorizadas.

No entanto, a inclusão só será plenamente alcançada se for acompanhada de um compromisso contínuo com a equidade e a justiça social. Isso significa combater desigualdades sistêmicas, corrigir disparidades históricas e garantir que as conquistas sejam sustentáveis ao longo do tempo. A inovação e a tecnologia, quando utilizadas com responsabilidade, podem ser aliadas poderosas nesse processo, ampliando o acesso a recursos essenciais e promovendo novas formas de engajamento social. Mas nenhuma ferramenta substituirá a necessidade de um esforço humano genuíno para transformar sociedades de dentro para fora.

O futuro de um mundo inclusivo depende das escolhas feitas no presente. Cada ação que promove respeito, empatia e cooperação fortalece as bases para uma sociedade mais justa e equilibrada. A diversidade e a equidade não são apenas ideais abstratos, mas fundamentos essenciais para o progresso sustentável e coletivo. Ao reconhecermos a importância da inclusão em todas as esferas da vida, damos um passo essencial para a construção de um mundo onde todas as pessoas possam viver com dignidade, oportunidades e pertencimento.

Capítulo 21
Utopias e Distopias Holísticas

As concepções de futuro refletem tanto nossos anseios mais profundos quanto nossos temores mais sombrios. Desde os primórdios da civilização, a humanidade projeta mundos ideais nos quais justiça, prosperidade e equilíbrio prevalecem, ao mesmo tempo em que se preocupa com cenários de colapso, onde desigualdade, degradação ambiental e opressão se tornam predominantes. A visão holística emerge como uma abordagem essencial para moldar essas projeções, oferecendo um caminho integrador que reconhece a interdependência entre sociedade, meio ambiente e tecnologia. Ao compreender a complexidade dos sistemas naturais e humanos, o pensamento holístico permite traçar estratégias que harmonizam inovação e tradição, progresso e preservação, buscando um equilíbrio sustentável para as futuras gerações. Assim, torna-se possível construir sociedades que valorizam o bem-estar coletivo, a justiça social e a preservação dos ecossistemas, minimizando os riscos inerentes a modelos distópicos e maximizando o potencial transformador das utopias.

A perspectiva holística, ao contrário de abordagens fragmentadas, propõe uma visão ampliada do futuro, na qual todos os aspectos da existência humana estão interligados. Em vez de apenas imaginar sociedades tecnológicas avançadas ou comunidades ambientalmente sustentáveis isoladamente, essa abordagem enfatiza a necessidade de integração entre inovação científica, sabedoria ancestral e práticas sociais equitativas. Isso implica repensar estruturas econômicas, modelos educacionais e formas de organização política, de modo que promovam tanto o desenvolvimento individual quanto o bem-estar coletivo. A tecnologia, por exemplo, pode ser uma poderosa aliada na construção de um futuro sustentável, desde que utilizada de maneira ética e responsável, evitando sua instrumentalização para controle social ou exploração desenfreada de recursos. Da mesma forma, o fortalecimento de valores comunitários e a reconexão com a natureza são fundamentais para mitigar os impactos negativos da modernidade e fomentar um mundo mais harmonioso e resiliente.

Ao projetar cenários futuros a partir dessa perspectiva integradora, torna-se evidente que a construção de uma utopia holística não depende apenas de avanços tecnológicos ou políticas públicas inovadoras, mas também de uma transformação profunda na forma como percebemos e nos relacionamos com o mundo. Isso requer um despertar coletivo para a importância da empatia, da cooperação e da responsabilidade compartilhada, reconhecendo que cada escolha individual influencia o equilíbrio do todo. Se as distopias emergem da desconexão entre os elementos fundamentais da vida — sejam eles sociais, ambientais ou espirituais —, então a solução para evitá-las reside justamente na valorização da interdependência e no compromisso com um futuro mais justo e sustentável. Dessa maneira, ao invés de temer o que está por vir, é possível assumir uma postura ativa na construção de um amanhã que reflita os princípios da harmonia, da equidade e da prosperidade compartilhada.

O conceito de futuro sempre oscilou entre as aspirações utópicas e os temores distópicos, refletindo os anseios e receios da humanidade. A visão holística surge como uma abordagem essencial para moldar essas projeções, buscando integrar sociedade, meio ambiente e tecnologia em um equilíbrio sustentável. Essa perspectiva não se limita a avanços tecnológicos ou políticas públicas inovadoras, mas propõe uma transformação profunda na maneira como percebemos e nos relacionamos com o mundo. Assim, é necessário reconhecer a interdependência dos sistemas e adotar um compromisso ativo com um futuro que valorize a harmonia, a equidade e a prosperidade compartilhada.

A utopia holística, como expressão máxima desse ideal, apresenta um cenário onde o bem-estar humano, a sustentabilidade ambiental e a justiça social coexistem em equilíbrio. Esse futuro idealizado é construído sobre pilares fundamentais que garantem a integridade dos sistemas naturais e sociais, promovendo uma convivência harmoniosa e sustentável. O primeiro desses pilares é a sustentabilidade ecológica, em que a sociedade opera em sinergia com a natureza. Os recursos são utilizados de forma regenerativa, assegurando que as futuras gerações não herdem um mundo degradado. Cidades são concebidas para serem espaços verdes, resilientes e eficientes, com sistemas energéticos baseados em fontes renováveis e transportes públicos acessíveis e ecológicos. A arquitetura bioclimática, o reflorestamento urbano e a agricultura regenerativa tornam-se práticas essenciais, permitindo que os ambientes urbanos se integrem organicamente aos ecossistemas.

Outro aspecto fundamental da utopia holística é a justiça social e equidade, garantindo que todos os indivíduos tenham acesso aos recursos essenciais para uma vida digna. A educação é universal e inclusiva, promovendo não apenas conhecimento técnico, mas também inteligência emocional e ética. A saúde é tratada de maneira integral, considerando não apenas os aspectos físicos, mas também os mentais e espirituais. A economia se estrutura de forma cooperativa, reduzindo desigualdades e fortalecendo comunidades locais. Modelos de renda básica universal, economia solidária e moedas sociais complementares são adotados para assegurar que ninguém fique à margem da sociedade.

Além disso, o bem-estar integral é um princípio central dessa sociedade idealizada. A medicina holística, combinada com a ciência moderna, propõe tratamentos que consideram o ser humano em sua totalidade, equilibrando corpo e mente. Práticas como a meditação, o yoga e terapias naturais são incorporadas ao dia a dia, fortalecendo a conexão entre os indivíduos e promovendo uma vida mais harmoniosa. O equilíbrio emocional é valorizado tanto quanto a saúde física, garantindo que as relações interpessoais sejam baseadas no respeito e na empatia.

A tecnologia desempenha um papel crucial, mas é desenvolvida e aplicada de forma responsável. Inteligência artificial, robótica e biotecnologia são direcionadas para solucionar desafios globais, como o combate à fome, a cura de doenças e a mitigação das mudanças climáticas. Em vez de fomentar desigualdades ou ser usada como ferramenta de controle, a tecnologia serve ao bem comum, sendo regulada por princípios éticos rigorosos e participação popular.

A cultura e a diversidade são celebradas nessa utopia, pois a valorização das diferentes tradições e formas de expressão fortalece a identidade coletiva e promove um mundo mais inclusivo. O intercâmbio de conhecimentos entre culturas e a preservação de saberes ancestrais são incentivados, criando uma sociedade que honra seu passado enquanto constrói um futuro inovador.

Por outro lado, a distopia holística representa o colapso desses princípios, resultando em um mundo de desigualdade, degradação ambiental e desconexão. Nesse cenário, a exploração desenfreada dos recursos naturais conduz à destruição dos ecossistemas, tornando o planeta um ambiente hostil à vida. A poluição desenfreada, a escassez de água e alimentos e o desaparecimento de espécies criam um ambiente insustentável, onde as mudanças climáticas fogem ao controle e desastres naturais se tornam constantes.

A desigualdade social atinge níveis extremos, com uma pequena elite monopolizando a riqueza e os recursos, enquanto a maioria da população vive em condições precárias. Direitos humanos são ignorados, e a justiça social se torna inexistente. Sistemas de governo autoritários e repressivos surgem, exacerbando o sofrimento coletivo. A tecnologia, em vez de libertadora, torna-se um instrumento de vigilância e manipulação, eliminando a privacidade e o livre-arbítrio. A inteligência artificial é utilizada para o controle populacional, reforçando a concentração de poder e a exploração da classe trabalhadora, que se vê substituída por sistemas automatizados sem qualquer amparo.

A fragmentação social se intensifica nessa realidade distópica. O isolamento emocional e a falta de empatia corroem as bases da convivência humana, levando a conflitos generalizados. Laços comunitários são enfraquecidos, e as pessoas se tornam cada vez mais alienadas, presas em bolhas de informação controladas por algoritmos que reforçam divisões e intolerâncias. O sentido de propósito e pertencimento se dissolve, tornando a existência uma busca incessante por prazeres efêmeros e consumo descontrolado.

Diante dessas possibilidades extremas, o pensamento holístico surge como uma ferramenta essencial para a construção de um futuro equilibrado. Ele permite compreender as interconexões entre os sistemas humanos e naturais, facilitando a identificação de caminhos que evitem cenários distópicos e promovam visões utópicas. A visão sistêmica possibilita antecipar impactos e criar soluções integradas, enquanto a prevenção e resiliência se tornam estratégias fundamentais para lidar com desafios futuros. A colaboração e o diálogo entre diferentes setores e culturas reforçam a ideia de que o progresso deve ser coletivo, garantindo que inovações tecnológicas sejam conduzidas de maneira ética e responsável.

A educação desempenha um papel central nesse processo, pois a conscientização sobre a interdependência dos sistemas promove a adoção de práticas mais sustentáveis e justas. Modelos educacionais voltados para o desenvolvimento integral do ser humano capacitam as novas gerações a enfrentar desafios complexos com criatividade e empatia, moldando cidadãos conscientes de seu papel na sociedade e no meio ambiente.

Apesar dos desafios inerentes à construção desse futuro desejável — como a resistência à mudança, a escassez de recursos e a complexidade dos sistemas globais —, existem oportunidades significativas. O aumento da consciência coletiva sobre a importância da sustentabilidade e da justiça social impulsiona a busca por abordagens mais holísticas e integradas. A tecnologia e a globalização, quando utilizadas com propósito, facilitam a disseminação de ideias inovadoras e fortalecem redes de colaboração que podem acelerar essa transformação.

O futuro, afinal, não é um destino predeterminado, mas uma construção contínua baseada nas escolhas e ações da humanidade. Ao abraçar uma perspectiva holística, podemos orientar essas escolhas de maneira consciente, promovendo sociedades que equilibram inovação e tradição, desenvolvimento e preservação, individualidade e coletividade. Dessa forma, ao invés de temer os desafios do amanhã, podemos assumir um papel ativo na criação de um mundo que reflita os princípios da harmonia, equidade e prosperidade compartilhada.

A concretização de um futuro baseado na utopia holística exige, portanto, um engajamento coletivo e uma mudança profunda na maneira como estruturamos nossas relações sociais, econômicas e ambientais. Esse processo não se dá de forma abrupta ou uniforme, mas por meio de pequenas transformações progressivas, impulsionadas por iniciativas locais e globais que demonstram, na prática, a viabilidade desse modelo. Projetos de cidades sustentáveis, sistemas econômicos baseados na cooperação e políticas educacionais voltadas para a formação integral do ser humano são exemplos de como esse futuro pode começar a se materializar. A transição demanda resiliência e adaptação, mas o compromisso com essa construção abre caminho para uma civilização mais consciente de seu papel no equilíbrio planetário.

Ainda assim, os desafios inerentes à implementação dessa visão não podem ser subestimados. O embate entre interesses políticos e econômicos, a resistência a mudanças culturais e a complexidade das crises ambientais exigem soluções dinâmicas e adaptáveis. A abordagem holística não busca respostas únicas ou imutáveis, mas sim a capacidade de enxergar além do imediato, conciliando progresso e sustentabilidade de forma flexível e inovadora. Para evitar que distopias se tornem realidades irreversíveis, é essencial cultivar uma mentalidade de longo prazo, que privilegie o bem comum e incentive a cooperação global. O compromisso com esse ideal não é apenas uma questão de sobrevivência, mas um testemunho da capacidade humana de evoluir e reimaginar seu próprio destino.

Dessa forma, a escolha entre utopias e distopias holísticas não é um mero exercício de especulação futurista, mas uma responsabilidade compartilhada, cujos desdobramentos dependem das decisões tomadas no presente. O futuro é moldado não apenas por grandes avanços científicos ou mudanças estruturais, mas pelo cotidiano de cada indivíduo que, ao reconhecer sua interconexão com o todo, passa a agir de maneira mais consciente e ética. É nesse espaço entre a ação e a visão que se encontra o verdadeiro potencial transformador da humanidade, capaz de construir um amanhã onde a harmonia, a justiça e a sustentabilidade sejam mais do que ideais, mas fundamentos de uma nova realidade.

Capítulo 22
Convergindo para uma Nova Realidade

A compreensão da realidade sempre esteve no cerne da jornada humana, impulsionada tanto pela investigação científica quanto pela experiência espiritual. A ciência, com seu método empírico e racional, desvendou os mecanismos do universo material, proporcionando avanços extraordinários na tecnologia, na medicina e na compreensão da natureza. Paralelamente, a espiritualidade tem oferecido um sentido mais profundo à existência, explorando dimensões subjetivas e transcendentes da vida. Embora muitas vezes vistas como opostas, essas duas abordagens não precisam ser excludentes. Pelo contrário, podem convergir para formar uma visão mais ampla e integrada do mundo, na qual o conhecimento racional e a sabedoria intuitiva se complementam. A busca pelo entendimento último da realidade exige não apenas explicações sobre como o universo funciona, mas também reflexões sobre o significado e o propósito da existência humana dentro desse vasto cenário cósmico.

Essa convergência entre ciência e espiritualidade se torna cada vez mais evidente conforme novas descobertas desafiam paradigmas estabelecidos. Na física quântica, por exemplo, fenômenos como a não-localidade e o entrelaçamento sugerem que a interconectividade do universo vai além do que a lógica clássica pode explicar. Da mesma forma, estudos em neurociência demonstram que práticas espirituais, como a meditação e a contemplação, provocam mudanças significativas na estrutura e na atividade do cérebro, melhorando a saúde mental e emocional. A ecologia, por sua vez, reforça a ideia de que todas as formas de vida estão interligadas, ecoando antigas tradições espirituais que veem a Terra como um organismo vivo e sagrado. Esses avanços não apenas validam perspectivas espirituais antigas, mas também ampliam a própria noção de realidade dentro do escopo científico, revelando uma complexidade que transcende os limites da matéria e da observação direta.

    Ao integrar ciência e espiritualidade, abre-se um caminho para um entendimento mais completo e harmonioso do universo e da posição do ser humano dentro dele. Esse diálogo não significa substituir um campo pelo outro, mas sim reconhecer que ambos oferecem contribuições valiosas. A ciência fornece ferramentas para compreender os fenômenos naturais, desenvolver tecnologias e melhorar a qualidade de vida, enquanto a espiritualidade auxilia na construção de valores, na busca por um propósito e no cultivo de um senso de pertencimento ao cosmos. Essa síntese permite não apenas avanços intelectuais e tecnológicos, mas também um desenvolvimento mais equilibrado da humanidade, promovendo um futuro onde o conhecimento e a sabedoria caminham lado a lado.

A separação entre ciência e espiritualidade tem raízes profundas na história ocidental, especialmente no Iluminismo, período em que a razão e a empiria foram consagradas como os pilares fundamentais do conhecimento. Durante essa época, a busca pela verdade passou a ser orientada quase exclusivamente pelo método científico, que se consolidou como a via legítima para compreender a realidade. O avanço acelerado da ciência e da tecnologia trouxe conquistas inegáveis, mas, nesse processo, aspectos subjetivos e metafísicos da existência foram sendo deixados de lado, muitas vezes vistos como meras crenças irracionais ou supersticiosas. O materialismo e o reducionismo tornaram-se dominantes, relegando a espiritualidade a um plano inferior, como se fosse algo incompatível com o conhecimento legítimo.

Contudo, essa visão fragmentada do mundo não é universal. Em diversas culturas e tradições filosóficas, ciência e espiritualidade nunca foram antagônicas. No Budismo, por exemplo, a investigação da mente e da realidade é conduzida tanto pela experiência meditativa quanto pela observação racional. O Taoismo, por sua vez, compreende a natureza como um fluxo dinâmico e interconectado, algo que a física moderna começa a reconhecer. As filosofias indígenas também sempre enxergaram o cosmos como um grande organismo vivo, no qual cada ser possui uma conexão essencial com o todo. Nesses sistemas de pensamento, razão e intuição coexistem, e a busca pelo conhecimento é abrangente, contemplando tanto o tangível quanto o intangível.

Nos últimos séculos, porém, a barreira entre espiritualidade e ciência tem sido gradualmente questionada, à medida que novas descobertas científicas revelam aspectos da realidade que dialogam com conceitos há muito tempo defendidos por tradições espirituais. A física quântica, por exemplo, demonstra que o universo não é composto por entidades separadas e independentes, mas sim por uma teia de relações dinâmicas. O fenômeno do entrelaçamento quântico indica que partículas distantes podem estar misteriosamente conectadas, influenciando-se mutuamente de forma instantânea, algo que desafia a visão mecanicista tradicional. Esse princípio ressoa com ideias espirituais ancestrais, que sempre sustentaram que a separação entre os seres é uma ilusão e que toda a existência está interligada por forças invisíveis.

A neurociência, por sua vez, tem explorado os efeitos das práticas espirituais no cérebro e descoberto evidências concretas de que a meditação, a oração e outras técnicas contemplativas promovem mudanças estruturais e funcionais significativas. Estudos demonstram que essas práticas aumentam a atividade de áreas cerebrais associadas à empatia, ao bem-estar e à regulação emocional, ao mesmo tempo que reduzem os efeitos do estresse e da ansiedade. Isso sugere que a espiritualidade não é apenas uma construção subjetiva ou cultural, mas algo que tem impacto mensurável na biologia humana, reforçando a ideia de que mente e corpo não são entidades separadas, mas partes de um sistema integrado.

A ecologia moderna também vem corroborando visões espirituais antigas sobre a relação entre os seres humanos e a natureza. Pesquisas demonstram que os ecossistemas funcionam como redes interdependentes, onde o equilíbrio de cada elemento é essencial para a manutenção da vida. Essa perspectiva lembra a reverência pela natureza presente em diversas tradições espirituais, que a enxergam não como um conjunto de recursos a serem explorados, mas como uma entidade viva e sagrada. O conceito de Gaia, que vê a Terra como um organismo autorregulado, encontra paralelos nas crenças indígenas, que sempre reconheceram a interdependência de todas as formas de vida.

Diante dessa convergência crescente entre ciência e espiritualidade, surge uma nova abordagem para compreender a realidade, que não busca substituir um campo pelo outro, mas sim integrá-los de maneira complementar. A ciência oferece métodos rigorosos para investigar fenômenos naturais e desenvolver tecnologias, enquanto a espiritualidade proporciona uma perspectiva mais ampla sobre o significado e o propósito da existência. Essa síntese pode trazer benefícios significativos, permitindo que os avanços científicos sejam guiados por princípios éticos e que a espiritualidade se apoie em evidências concretas, fortalecendo sua relevância no mundo contemporâneo.

A espiritualidade pode contribuir para a ciência de diversas maneiras. Primeiramente, ao oferecer um senso de significado e propósito, ela pode ajudar a contextualizar descobertas científicas dentro de uma visão mais abrangente da existência. A ciência explica como as coisas funcionam, mas frequentemente não aborda por que elas existem ou qual é seu papel dentro de um cenário maior. Essa lacuna pode ser preenchida pela espiritualidade, que convida à reflexão sobre o valor e a finalidade da vida.

Além disso, a espiritualidade pode servir como um guia ético para a prática científica. O progresso tecnológico trouxe enormes benefícios, mas também desafios éticos complexos, como os dilemas da engenharia genética, da inteligência artificial e da exploração dos recursos naturais. A espiritualidade, ao enfatizar valores como a compaixão, a responsabilidade e o respeito pela vida, pode oferecer uma bússola moral para orientar o uso do conhecimento científico de maneira responsável e benéfica para a humanidade.

A ciência, por sua vez, pode enriquecer a espiritualidade, fornecendo embasamento empírico para práticas e crenças que antes eram consideradas puramente subjetivas. Estudos sobre os efeitos da meditação, do mindfulness e da oração demonstram que essas práticas trazem benefícios concretos para a saúde física e mental, incentivando sua integração em contextos clínicos e terapêuticos. Além disso, as pesquisas sobre a consciência levantam questões fascinantes sobre a natureza do "eu" e sua relação com o universo, abrindo espaço para novas interpretações sobre temas como a continuidade da consciência após a morte, a interconectividade da mente e até mesmo fenômenos místicos.

A ciência também tem o poder de despertar um profundo senso de reverência pelo universo. A vastidão do cosmos, a complexidade dos organismos vivos e a elegância das leis naturais são fontes de admiração e espanto, algo que muitas tradições espirituais sempre enfatizaram. Nesse sentido, a ciência pode inspirar uma espiritualidade fundamentada no assombro e na contemplação da beleza e do mistério da existência.

Entretanto, essa convergência entre ciência e espiritualidade ainda enfrenta desafios. Muitos cientistas permanecem céticos quanto a qualquer noção que pareça transcender os limites do materialismo, enquanto setores religiosos podem resistir à incorporação de conceitos científicos que contradigam interpretações tradicionais. A reconciliação dessas perspectivas exige um diálogo aberto, baseado no respeito mútuo e na disposição para explorar territórios desconhecidos sem preconceitos.

Por outro lado, as oportunidades desse encontro são imensas. O mundo está cada vez mais interconectado, e o intercâmbio de ideias entre diferentes culturas e disciplinas nunca foi tão acessível. Essa troca possibilita o surgimento de abordagens mais holísticas, que combinam o rigor analítico da ciência com a profundidade intuitiva da espiritualidade. À medida que a humanidade avança, a integração desses campos pode nos levar a uma compreensão mais completa da realidade, promovendo um equilíbrio entre razão e intuição, entre conhecimento e sabedoria.

Ao unir essas duas grandes forças do pensamento humano, podemos caminhar para uma visão mais integrada do universo e de nosso lugar nele. Essa síntese não apenas amplia os horizontes da ciência e da espiritualidade, mas também nos inspira a buscar um futuro mais harmonioso, onde o conhecimento é usado com responsabilidade e a sabedoria é cultivada como um pilar essencial da vida.

A convergência entre ciência e espiritualidade, embora ainda enfrente resistências, aponta para um novo paradigma em que ambas se fortalecem mutuamente. À medida que a ciência expande seus horizontes e questiona fronteiras antes consideradas intransponíveis, torna-se evidente que há mais camadas na realidade do que o materialismo clássico supunha. Da mesma forma, a espiritualidade encontra um espaço renovado para se expressar sem precisar se opor ao pensamento racional, mas sim dialogando com ele de maneira enriquecedora. Essa complementaridade permite que o ser humano não apenas compreenda melhor o mundo ao seu redor, mas também aprofunde sua relação com ele, cultivando uma existência mais consciente e equilibrada.

Essa integração não significa o desaparecimento das distinções entre os dois campos, mas sim o reconhecimento de que ambos oferecem perspectivas essenciais para a construção de uma visão mais ampla e significativa da realidade. A ciência, ao revelar a complexidade e a interconectividade do universo, reforça intuições espirituais sobre a unidade da existência, enquanto a espiritualidade pode oferecer à ciência uma dimensão ética e filosófica que a orienta para um uso mais responsável de seus avanços. Esse encontro não apenas amplia o conhecimento humano, mas também transforma a maneira como nos relacionamos com o próprio conhecimento, tornando-o mais inclusivo, profundo e alinhado com os desafios do nosso tempo.

Assim, ao invés de uma oposição irreconciliável, a convergência entre ciência e espiritualidade pode representar um dos mais importantes saltos evolutivos da humanidade. O futuro que se desenha a partir dessa síntese é um em que o pensamento racional e a intuição caminham lado a lado, permitindo que o ser humano explore não apenas os mistérios do universo físico, mas também os da consciência e da existência. Nesse caminho, abre-se a possibilidade de um novo entendimento, onde conhecimento e sabedoria se unem para dar forma a uma realidade mais integrada, plena e inspiradora.

Capítulo 23
Transformação Global

A transformação global não ocorre de maneira isolada ou espontânea; ela é fruto de um processo contínuo de mudanças que envolvem tanto as grandes estruturas sociais quanto as ações individuais. Em um mundo interconectado, onde desafios como a crise climática, as desigualdades sociais e o avanço tecnológico moldam a sociedade, cada pessoa tem um papel fundamental na construção de um futuro mais equilibrado e sustentável. O impacto de escolhas individuais pode parecer pequeno à primeira vista, mas quando somado às decisões de milhões, torna-se uma força poderosa capaz de redefinir paradigmas e impulsionar mudanças significativas. A transformação começa no nível pessoal e se expande para o coletivo, influenciando sistemas políticos, econômicos e ambientais. Assim, cada ação consciente — desde a adoção de hábitos mais sustentáveis até o engajamento em causas sociais — contribui para um movimento maior, onde a soma das intenções individuais se traduz em impactos concretos na realidade global.

Essa transformação requer uma nova mentalidade, baseada em valores como empatia, colaboração e respeito pela diversidade. O modelo competitivo que predominou por séculos, enfatizando o individualismo e a exploração de recursos sem consideração pelos impactos a longo prazo, precisa dar lugar a uma visão mais integrativa e cooperativa. A valorização da educação, do pensamento crítico e da responsabilidade social são pilares essenciais para essa mudança. O acesso ao conhecimento permite que as pessoas compreendam os desafios do mundo e tomem decisões informadas, seja no consumo consciente, na participação política ou na inovação em suas áreas de atuação. Além disso, a tecnologia e a conectividade digital oferecem oportunidades inéditas para mobilização e troca de ideias, permitindo que soluções inovadoras sejam desenvolvidas de forma colaborativa e globalizada.

No entanto, para que essa transformação seja efetiva, é fundamental superar resistências e desafios que surgem ao longo do caminho. Mudanças estruturais muitas vezes enfrentam oposição de interesses estabelecidos, e hábitos arraigados podem dificultar a adoção de novas práticas. Ainda assim, a história demonstra que sociedades evoluem e se adaptam conforme novas necessidades e valores emergem. A força da transformação global está na capacidade humana de se reinventar, aprender e agir coletivamente em prol de um propósito maior. Cada indivíduo que escolhe agir com consciência e responsabilidade torna-se um elo nessa corrente de mudança, impulsionando um futuro mais equilibrado e sustentável para as próximas gerações.

A transformação global não ocorre de maneira isolada ou espontânea; ela é fruto de um processo contínuo de mudanças que envolvem tanto as grandes estruturas sociais quanto as ações individuais. Em um mundo interconectado, onde desafios como a crise climática, as desigualdades sociais e o avanço tecnológico moldam a sociedade, cada pessoa tem um papel fundamental na construção de um futuro mais equilibrado e sustentável. O impacto de escolhas individuais pode parecer pequeno à primeira vista, mas quando somado às decisões de milhões, torna-se uma força poderosa capaz de redefinir paradigmas e impulsionar mudanças significativas. A transformação começa no nível pessoal e se expande para o coletivo, influenciando sistemas políticos, econômicos e ambientais. Assim, cada ação consciente — desde a adoção de hábitos mais sustentáveis até o engajamento em causas sociais — contribui para um movimento maior, onde a soma das intenções individuais se traduz em impactos concretos na realidade global.

Essa transformação requer uma nova mentalidade, baseada em valores como empatia, colaboração e respeito pela diversidade. O modelo competitivo que predominou por séculos, enfatizando o individualismo e a exploração de recursos sem consideração pelos impactos a longo prazo, precisa dar lugar a uma visão mais integrativa e cooperativa. A valorização da educação, do pensamento crítico e da responsabilidade social são pilares essenciais para essa mudança. O acesso ao conhecimento permite que as pessoas compreendam os desafios do mundo e tomem decisões informadas, seja no consumo consciente, na participação política ou na inovação em suas áreas de atuação. Além disso, a tecnologia e a conectividade digital oferecem oportunidades inéditas para mobilização e troca de ideias, permitindo que soluções inovadoras sejam desenvolvidas de forma colaborativa e globalizada.

No entanto, para que essa transformação seja efetiva, é fundamental superar resistências e desafios que surgem ao longo do caminho. Mudanças estruturais muitas vezes enfrentam oposição de interesses estabelecidos, e hábitos arraigados podem dificultar a adoção de novas práticas. Ainda assim, a história demonstra que sociedades evoluem e se adaptam conforme novas necessidades e valores emergem. A força da transformação global está na capacidade humana de se reinventar, aprender e agir coletivamente em prol de um propósito maior. Cada indivíduo que escolhe agir com consciência e responsabilidade torna-se um elo nessa corrente de mudança, impulsionando um futuro mais equilibrado e sustentável para as próximas gerações.

O indivíduo é a unidade básica da sociedade e, como tal, detém o poder de influenciar seu entorno de maneira significativa. Pequenas mudanças no comportamento pessoal podem gerar um impacto cumulativo expressivo, principalmente quando adotadas por milhões de pessoas ao redor do mundo. A transformação começa com a conscientização, que permite ao indivíduo compreender os desafios globais e reconhecer sua capacidade de contribuir para a mudança. Informar-se sobre questões como mudanças climáticas, desigualdade social e conservação da biodiversidade é um primeiro passo essencial. Essa educação não deve ser passiva; deve envolver discussões, questionamentos e o compartilhamento de conhecimento, ampliando a rede de impacto.

No cotidiano, pequenas ações podem fazer uma grande diferença. A redução do consumo excessivo, a escolha por produtos sustentáveis e o apoio a negócios locais são algumas maneiras de minimizar o impacto ambiental e fortalecer economias mais justas. A reciclagem e a compostagem de resíduos evitam o acúmulo de lixo e ajudam a preservar recursos naturais. Optar por meios de transporte sustentáveis, como bicicletas, transporte público ou veículos elétricos, reduz significativamente a emissão de gases poluentes. Na alimentação, uma dieta mais sustentável, baseada no consumo consciente e na valorização de produtos orgânicos, contribui tanto para a saúde pessoal quanto para a preservação do meio ambiente.

O engajamento cívico também desempenha um papel fundamental nesse processo. Participar ativamente da vida política e social, votar de maneira consciente, assinar petições, comparecer a manifestações pacíficas e apoiar políticas públicas voltadas para a justiça social e ambiental são formas de exercer cidadania. A mudança estrutural não acontece apenas no âmbito individual, mas por meio de pressões coletivas que levam governos e empresas a adotarem práticas mais responsáveis.

Além disso, o voluntariado e a ação social são formas poderosas de contribuir diretamente para a transformação. Engajar-se em projetos comunitários, trabalhar com organizações não governamentais e apoiar iniciativas locais fortalece laços sociais e proporciona impactos positivos para comunidades vulneráveis. Doações, mentorias e programas de assistência social ajudam a reduzir desigualdades e ampliam oportunidades para aqueles que mais precisam.

A criatividade e a inovação também desempenham um papel crucial na construção de um futuro mais sustentável. Cada indivíduo, dentro de suas habilidades e talentos, pode desenvolver soluções inovadoras para os desafios globais. Empreendedores podem criar negócios socialmente responsáveis, cientistas podem desenvolver novas tecnologias sustentáveis e artistas podem usar sua arte para inspirar mudanças e conscientizar a sociedade. O potencial criativo humano é uma ferramenta poderosa para resolver problemas de maneira inovadora e eficaz.

Os valores e a espiritualidade também têm uma função essencial nessa jornada. A compaixão e a empatia permitem que as pessoas se conectem com as dificuldades dos outros e ajam de maneira solidária, promovendo justiça e inclusão. O respeito pela natureza fortalece a consciência ambiental, incentivando práticas que regenerem ecossistemas e preservem a biodiversidade. A busca por um propósito de vida alinhado ao bem comum motiva ações voltadas para um impacto positivo duradouro.

Apesar dos desafios inerentes à transformação global, como a resistência a mudanças, a falta de recursos e a complexidade dos sistemas sociais, há cada vez mais oportunidades para que os indivíduos contribuam ativamente. O avanço da tecnologia e a globalização facilitaram a conexão entre pessoas de diferentes partes do mundo, criando redes de apoio e colaboração que amplificam o impacto das ações individuais. Movimentos sociais, iniciativas digitais e campanhas de conscientização demonstram como a mobilização coletiva pode gerar mudanças significativas.

No entanto, nenhuma transformação acontece de maneira isolada. A comunidade tem um papel essencial como espaço de multiplicação de ações individuais em impactos coletivos. Redes de apoio, como cooperativas e bancos comunitários, fortalecem a economia local e promovem um consumo mais justo e sustentável. A adoção de práticas comunitárias sustentáveis, como hortas urbanas, energia renovável e programas de reciclagem, ajuda a construir cidades mais resilientes e preparadas para os desafios futuros.

A participação ativa da comunidade na política e na tomada de decisões é fundamental para fortalecer a democracia participativa. Assembleias populares, orçamentos participativos e debates comunitários garantem que diferentes vozes sejam ouvidas e que políticas públicas reflitam as reais necessidades da população.

A transformação global é um processo coletivo que começa com a ação de cada indivíduo. Ao integrar conscientização, mudanças diárias, engajamento cívico e valores éticos, cada pessoa contribui para um futuro mais justo, sustentável e harmonioso. A responsabilidade é de todos, mas também é uma oportunidade única de criar um mundo melhor para as gerações futuras.

A verdadeira transformação global não se trata apenas de mudanças estruturais e políticas, mas de uma revolução na consciência coletiva. A maneira como enxergamos o mundo, os outros e a nós mesmos define as direções que tomamos como sociedade. O futuro não será moldado apenas por tecnologias inovadoras ou grandes reformas, mas pela capacidade humana de cultivar empatia, cooperação e um senso profundo de responsabilidade pelo planeta e por seus habitantes. Quando a compreensão da interdependência se torna parte da mentalidade global, cada ação deixa de ser isolada e passa a integrar um movimento contínuo de regeneração e equilíbrio.

Esse processo exige paciência e perseverança, pois transformações verdadeiras raramente acontecem de forma imediata. Cada avanço enfrenta desafios, cada novo paradigma encontra resistência, mas a história mostra que, com o tempo, ideias progressistas e sustentáveis se consolidam e transformam sociedades inteiras. O que hoje pode parecer uma pequena mudança de mentalidade pode, no futuro, se tornar a base de um novo modelo de mundo. O compromisso com essa jornada não deve se basear apenas em expectativas de resultados imediatos, mas sim na convicção de que cada passo na direção certa já é, por si só, uma conquista.

A transformação global, portanto, não é um evento isolado, mas um processo contínuo, impulsionado pela soma de pequenas e grandes ações ao longo do tempo. Cada escolha consciente, cada inovação sustentável, cada ato de solidariedade contribui para um mundo mais justo e equilibrado. Se o futuro da humanidade é incerto, cabe a nós decidir como queremos construí-lo: com medo e inércia, ou com coragem e propósito. No final, a mudança que buscamos para o mundo começa dentro de cada um de nós.

Capítulo 24
Busca pelo Sentido da Vida

A busca pelo sentido da vida é uma jornada intrínseca à experiência humana, permeando todas as culturas, épocas e contextos históricos. Desde os filósofos da antiguidade até os cientistas modernos, essa questão tem sido investigada sob diferentes perspectivas, revelando que o significado da existência não é uma resposta única e universal, mas uma construção pessoal e dinâmica. Para alguns, o sentido da vida se encontra na realização de aspirações e conquistas; para outros, na conexão com algo maior, seja por meio da espiritualidade, da arte ou dos relacionamentos humanos. No entanto, independentemente da abordagem adotada, o propósito e o significado surgem quando há uma integração harmônica entre as dimensões física, mental, emocional e espiritual da existência. Ao considerar essa busca de maneira holística, percebe-se que o sentido não está isolado em um único aspecto da vida, mas emerge da interconexão entre todas as experiências e da forma como cada indivíduo se relaciona consigo mesmo, com os outros e com o universo ao seu redor.

Compreender essa jornada exige um mergulho na autoconsciência e no reconhecimento das influências externas que moldam nossa percepção de propósito. A sociedade, por meio de normas culturais e expectativas, frequentemente impõe definições do que significa ter uma vida significativa, associando-a ao sucesso profissional, ao acúmulo de bens materiais ou à conformidade com determinados padrões. No entanto, a verdadeira realização não se resume a metas externas, mas à autenticidade e à capacidade de alinhar as ações com valores internos profundos. O autoconhecimento, portanto, torna-se essencial nessa trajetória, permitindo que cada pessoa explore seus próprios interesses, paixões e convicções para definir um propósito que ressoe genuinamente com sua essência. Esse processo não é estático, pois à medida que evoluímos, nossos valores e percepções também se transformam, convidando-nos a revisitar constantemente o que dá sentido à nossa existência.

A conexão com o todo — seja com a natureza, com a coletividade ou com o aspecto transcendental da vida — representa um dos caminhos mais profundos para encontrar significado. Quando se reconhece a interdependência entre todas as coisas, surge um senso de pertencimento que amplia a visão sobre o propósito individual. Contribuir para o bem-estar do planeta, cultivar relações baseadas na compaixão e desenvolver uma espiritualidade que promova a harmonia são formas de expandir essa conexão, enriquecendo a experiência de vida. Além disso, momentos de contemplação, meditação e imersão na arte ou na música podem proporcionar experiências transcendentes que reforçam a sensação de integração com algo maior. Assim, a busca pelo sentido da vida não é apenas um questionamento abstrato, mas um processo vivo, construído diariamente por meio de escolhas, interações e reflexões. Ao adotar uma abordagem holística, é possível compreender que a vida não precisa ter um único significado fixo, mas pode ser preenchida com múltiplos sentidos, encontrados na riqueza das experiências e na profundidade das conexões que cultivamos ao longo do caminho.

A busca pelo sentido da vida é uma jornada pessoal e única, moldada por nossas experiências, valores, crenças e pelo contexto cultural em que estamos inseridos. No entanto, certas perguntas parecem ser universais: por que existimos? Qual é o verdadeiro propósito da vida? Como podemos viver de maneira significativa? Essas indagações acompanham a humanidade desde os primórdios e, embora as respostas possam variar de indivíduo para indivíduo, há um consenso de que o sentido da vida não se encontra isolado em uma única dimensão da existência, mas sim na integração de todas elas. O pensamento holístico sugere que é preciso considerar o corpo, a mente, as emoções e o espírito como partes interligadas de um todo maior. Dessa forma, essa abordagem nos convida a explorar a totalidade da experiência humana, buscando conexões e significados que transcendem as partes isoladas e se revelam na interseção de todas as dimensões do ser.

A busca pelo sentido da vida se desdobra em diversas dimensões, cada uma contribuindo para a construção de um significado mais amplo e profundo. A dimensão física, por exemplo, é o ponto de partida para uma vida equilibrada e plena. O cuidado com o corpo, por meio de uma alimentação saudável, prática regular de exercícios físicos e a manutenção de um sono reparador, cria a base essencial para que possamos explorar outras facetas da existência. Um corpo saudável nos dá disposição para vivenciar experiências, nos proporciona energia para realizar nossas aspirações e nos mantém conectados ao mundo material de maneira ativa e presente.

Já a dimensão mental envolve a busca pelo conhecimento e o desenvolvimento intelectual. O aprendizado contínuo expande nossa compreensão do mundo e de nós mesmos, proporcionando ferramentas para lidarmos com os desafios da vida de forma mais consciente e reflexiva. A educação, a leitura, o pensamento crítico e a capacidade de questionar nos ajudam a construir um sentido próprio para a existência, permitindo que não aceitemos passivamente definições impostas pela sociedade. O cultivo da mente é, portanto, um caminho fundamental para o crescimento pessoal e para a formulação de um propósito autêntico.

A dimensão emocional, por sua vez, nos convida a mergulhar nas relações humanas e no universo das emoções. Saber gerenciar nossos sentimentos, cultivar a empatia, a compaixão e o amor nos conecta de maneira mais profunda com os outros, trazendo um senso de pertencimento e propósito. As relações interpessoais desempenham um papel central na construção do significado da vida, pois é através delas que experimentamos a alegria do compartilhamento, o apoio mútuo e a satisfação de contribuir para o bem-estar alheio. Quando nutrimos laços genuínos e desenvolvemos uma inteligência emocional equilibrada, encontramos razões mais claras para seguir adiante, mesmo nos momentos difíceis.

Por fim, a dimensão espiritual representa a busca por conexão com algo maior que nós mesmos. Essa conexão pode se manifestar de diferentes formas: para alguns, ela se dá por meio da religiosidade e da fé; para outros, na contemplação da natureza, na prática da meditação ou na imersão em questões existenciais. O aspecto espiritual nos ajuda a transcender o ego e a perceber que fazemos parte de uma realidade mais ampla, onde tudo está interligado. A espiritualidade nos convida a enxergar a vida sob uma perspectiva mais elevada, ressignificando dores, desafios e conquistas dentro de um contexto mais amplo de evolução e aprendizado.

Dentro dessa jornada, o propósito surge como um elemento fundamental. Ele nos dá direção e motivação, fazendo com que nossas ações e escolhas tenham um significado mais profundo. No entanto, ao contrário do que muitos imaginam, o propósito não é algo fixo ou externo, que precisa ser descoberto como se fosse um segredo oculto. Ele é uma construção contínua, que emerge da interação entre nossas experiências e valores. Encontrar propósito envolve refletir sobre nossas paixões, talentos e a forma como podemos contribuir para o mundo ao nosso redor. Para alguns, o propósito pode se manifestar no trabalho; para outros, na família, na arte, no serviço comunitário ou na busca incessante pelo conhecimento. O importante é compreender que ele é dinâmico, evoluindo ao longo da vida conforme crescemos e nos transformamos.

Ao compreender que estamos interligados com o todo, ampliamos nossa visão sobre a existência. O pensamento holístico nos lembra que não somos seres isolados, mas parte de uma rede infinita de relações, que envolve outras pessoas, a natureza e até mesmo o universo. Essa conexão pode ser uma fonte poderosa de significado, trazendo um senso de pertencimento que transcende a individualidade. Há diversas formas de fortalecer essa conexão: contribuir para o bem-estar coletivo, por meio do serviço comunitário e do voluntariado, é uma delas. Quando ajudamos os outros, experimentamos um profundo sentimento de realização, pois percebemos que nossas ações têm impacto positivo além de nós mesmos.

Outra maneira de se conectar com o todo é através da reverência pela natureza. Observar a grandiosidade do universo, contemplar a harmonia dos ecossistemas e reconhecer a interdependência entre todos os seres vivos nos desperta para a importância de preservar e regenerar nosso planeta. Esse senso de pertencimento à Terra nos inspira a adotar práticas sustentáveis, promovendo uma relação mais respeitosa e equilibrada com o meio ambiente.

Além disso, experiências transcendentes podem ampliar nossa percepção do sentido da vida. A arte, a música, a meditação e a contemplação do cosmos são portas para estados de consciência que nos fazem sentir parte de algo maior. Esses momentos de conexão profunda nos ajudam a romper a barreira do ego e a enxergar a existência de uma perspectiva mais ampla e integrada.

Entretanto, essa jornada em busca do sentido da vida não é isenta de desafios. A complexidade da existência, as crises existenciais e a pressão da sociedade moderna podem dificultar essa busca. Muitas vezes, somos levados a acreditar que o sentido da vida deve estar associado ao sucesso material, à produtividade ou ao reconhecimento externo. No entanto, superar esses desafios passa por desenvolver um olhar mais autêntico sobre a própria vida. O autoconhecimento se torna, então, uma ferramenta essencial. Ele nos permite compreender nossas emoções, nossos valores e aquilo que realmente nos motiva, ajudando-nos a tomar decisões alinhadas com nossa verdadeira essência.

A resiliência e a capacidade de adaptação também são fundamentais nesse processo. A vida está em constante mudança e, muitas vezes, o sentido que damos a ela precisa ser revisitado e reformulado conforme enfrentamos novas experiências e desafios. Ter flexibilidade para se adaptar e encontrar significado mesmo nos momentos difíceis nos permite crescer e amadurecer ao longo da jornada.

Outro fator essencial para superar os desafios da busca pelo sentido é a conexão com os outros. Ter uma rede de apoio, cultivar relacionamentos saudáveis e estar inserido em comunidades solidárias fortalece nosso senso de pertencimento e nos ajuda a atravessar períodos de incerteza com mais segurança e equilíbrio.

Dentro desse contexto, a espiritualidade também desempenha um papel crucial. Seja através da fé, da filosofia ou da contemplação do mistério da existência, ela nos convida a buscar um entendimento mais profundo sobre quem somos e qual é o nosso lugar no universo. Muitas vezes, é nos momentos de crise que encontramos respostas significativas e desenvolvemos uma visão mais clara do nosso propósito e da nossa conexão com o todo.

A busca pelo sentido da vida, portanto, não é uma questão com resposta única e definitiva. Pelo contrário, é um processo contínuo de descoberta, crescimento e transformação. Ao integrarmos as dimensões física, mental, emocional e espiritual, conseguimos ampliar nossa percepção sobre o significado da existência, encontrando propósito na riqueza das experiências que vivemos e nas conexões que cultivamos. Assim, abraçar essa jornada com autenticidade e abertura nos permite não apenas descobrir nosso próprio sentido da vida, mas também contribuir para um mundo mais harmonioso, justo e sustentável.

O sentido da vida, portanto, não é um destino fixo a ser alcançado, mas um caminho em constante construção, que se revela na experiência de viver plenamente. Ao aceitarmos essa jornada como um processo dinâmico, aprendemos a lidar com as incertezas sem a necessidade de respostas absolutas. O verdadeiro significado emerge quando nos permitimos explorar, questionar e crescer, transformando cada momento em uma oportunidade de aprendizado e conexão. A busca pelo sentido não precisa ser uma obsessão angustiante, mas um convite para mergulharmos na existência com curiosidade e abertura, valorizando tanto os desafios quanto as conquistas.

Ao longo dessa jornada, a importância do presente se torna evidente. Muitas vezes, estamos tão preocupados em encontrar um grande propósito que nos esquecemos de que o significado da vida também se encontra nos pequenos instantes: no olhar trocado com um ente querido, no prazer de criar algo novo, na sensação de pertencimento ao admirar o vasto céu estrelado. A vida não precisa ser definida apenas por metas grandiosas; ela também é tecida pelos gestos simples que nos fazem sentir vivos e conectados ao mundo ao nosso redor. O propósito pode estar na maneira como amamos, como compartilhamos nossa alegria e como contribuímos, ainda que de forma modesta, para o bem-estar daqueles ao nosso redor.

No fim das contas, encontrar sentido na vida não significa descobrir uma única verdade universal, mas sim construir um significado que ressoe com quem somos. Cada um trilha seu próprio caminho, e não há respostas prontas ou fórmulas definitivas. O que há, na realidade, é a liberdade de escolher como queremos viver, como desejamos impactar o mundo e como queremos nos lembrar da nossa própria existência. Quando encaramos essa busca como uma dança entre a razão e o mistério, entre o individual e o coletivo, percebemos que o sentido da vida não é um fim a ser alcançado, mas uma história que se desenrola a cada dia, escrita pelas nossas experiências, escolhas e conexões.

Capítulo 25
Vivendo o Holismo no Dia a Dia

Viver de forma holística significa adotar uma perspectiva que reconhece a interconexão entre todas as esferas da existência, desde o bem-estar individual até o equilíbrio coletivo e planetário. Essa abordagem não se limita a conceitos abstratos, mas se traduz em escolhas e práticas cotidianas que promovem harmonia entre corpo, mente, emoções e espírito. No mundo moderno, onde a fragmentação e a pressa muitas vezes afastam as pessoas de sua própria essência, incorporar o holismo na vida diária é um convite para resgatar a consciência plena, agir com intenção e cultivar relações mais saudáveis consigo mesmo, com os outros e com o ambiente ao redor. Pequenas mudanças, quando feitas de maneira consistente, têm o poder de criar transformações profundas e sustentáveis, ampliando o impacto individual para o nível comunitário e global.

Essa vivência começa pelo autocuidado e pela valorização da experiência presente. O corpo, como veículo para a jornada da vida, precisa ser nutrido e respeitado, seja por meio de uma alimentação equilibrada, do descanso adequado ou da prática de atividades físicas que promovam vitalidade. No plano mental, cultivar a curiosidade intelectual e a reflexão crítica possibilita um olhar mais amplo sobre a realidade, evitando visões reducionistas e estimulando a criatividade na solução de desafios. No aspecto emocional, a inteligência afetiva se torna essencial para desenvolver relações baseadas na empatia, na escuta ativa e no respeito mútuo, fortalecendo laços que sustentam tanto o crescimento pessoal quanto o bem-estar coletivo. A espiritualidade, independentemente da forma como é expressa, oferece um espaço de conexão com algo maior, proporcionando sentido e propósito às ações diárias. Quando todas essas dimensões se integram, cria-se um fluxo de vida mais equilibrado, onde cada escolha reflete um compromisso consciente com o próprio bem-estar e com o mundo.

Além do desenvolvimento pessoal, viver de maneira holística significa reconhecer o impacto de nossas ações na sociedade e no planeta. Escolher consumir de forma consciente, apoiar iniciativas sustentáveis, reduzir desperdícios e valorizar práticas colaborativas são formas concretas de expressar um compromisso com um mundo mais equilibrado. A participação ativa em comunidades que promovem inclusão, diversidade e justiça social amplia essa visão integrativa, fortalecendo redes de apoio e inspirando mudanças sistêmicas. O holismo, quando incorporado ao cotidiano, transcende a esfera individual e se torna uma força de transformação coletiva, onde cada ação alinhada a essa perspectiva contribui para um ambiente mais saudável, compassivo e sustentável. Ao cultivar essa consciência, a jornada não se torna apenas uma busca por equilíbrio pessoal, mas uma oportunidade de contribuir para um futuro onde a vida em todas as suas formas possa florescer de maneira plena e harmoniosa.

Integrar o holismo na vida cotidiana significa adotar práticas e atitudes que promovam o equilíbrio entre corpo, mente, emoções e espírito, permitindo que cada aspecto da existência se harmonize em um fluxo contínuo de bem-estar. Esse equilíbrio não acontece de maneira automática, mas exige escolhas intencionais e mudanças progressivas, que, mesmo pequenas, podem ter um impacto transformador. Assim, viver de maneira holística envolve ações concretas e consistentes que sustentam essa perspectiva ampla e integrada da vida.

O primeiro passo para essa jornada é cuidar do corpo e da saúde, pois ele é o veículo que possibilita todas as experiências da existência. Alimentar-se de forma equilibrada, optando por alimentos naturais e minimamente processados, favorece não apenas a saúde física, mas também o equilíbrio mental e emocional. Priorizar uma nutrição rica em vegetais, frutas, grãos integrais e proteínas de qualidade fortalece o organismo e melhora a disposição. Além disso, manter uma rotina de exercícios físicos que combine atividades aeróbicas, alongamento e fortalecimento muscular ajuda a preservar a vitalidade ao longo dos anos. O descanso adequado também desempenha um papel essencial, pois é durante o sono que o corpo se regenera e a mente processa as experiências do dia. Para complementar esse cuidado, práticas de relaxamento, como a meditação, a respiração consciente e a massoterapia, auxiliam na liberação de tensões acumuladas, promovendo uma sensação duradoura de bem-estar.

Além do cuidado físico, o desenvolvimento mental e intelectual é um pilar fundamental do holismo. A mente é uma ferramenta poderosa para compreender e transformar a realidade, e por isso deve ser constantemente nutrida com novos conhecimentos e desafios. A leitura de livros que expandam horizontes, o aprendizado de novas habilidades e o hábito da reflexão crítica ajudam a evitar visões limitadas e reducionistas. Exercitar o pensamento criativo e buscar soluções inovadoras para desafios cotidianos fortalece a capacidade de adaptação e resiliência. O aprendizado contínuo não precisa se restringir a ambientes acadêmicos formais; pode acontecer por meio da troca de experiências com outras pessoas, da prática de hobbies que estimulem a mente e do contato com diferentes formas de arte e cultura. Dessa forma, ao manter a mente ativa e aberta, ampliamos nossa compreensão do mundo e nos tornamos mais conscientes e engajados em nossas escolhas e ações.

As emoções e os relacionamentos desempenham um papel essencial na experiência humana e, por isso, gerenciá-los com inteligência é indispensável para uma vida harmoniosa. Praticar a empatia e a compaixão nos permite compreender melhor as emoções alheias e fortalecer conexões genuínas. A escuta ativa, sem julgamentos ou interrupções, fortalece os laços interpessoais e cria um espaço seguro para o diálogo. Além disso, a comunicação aberta e honesta evita conflitos desnecessários e promove relacionamentos mais saudáveis e equilibrados. No nível individual, aprender a lidar com emoções difíceis, como ansiedade e frustração, por meio de técnicas como a respiração consciente, o journaling (escrita terapêutica) e a terapia, possibilita um maior autoconhecimento e controle emocional. Dessa forma, ao nutrir relações baseadas no respeito e na compreensão mútua, cultivamos ambientes mais harmoniosos, tanto na vida pessoal quanto na comunidade.

A conexão espiritual e a busca pela transcendência são aspectos que complementam essa jornada holística. Independentemente da crença ou prática adotada, a espiritualidade oferece um espaço de conexão com algo maior, proporcionando propósito e sentido à existência. Meditação, oração, contemplação da natureza ou até mesmo o envolvimento com filosofias de vida que valorizem o autoconhecimento são caminhos possíveis para nutrir essa dimensão. A conexão espiritual não precisa estar vinculada a dogmas ou religiões específicas; ela pode se manifestar na simples apreciação da beleza do mundo, na prática da gratidão ou na percepção da interdependência entre todos os seres. Ao cultivar essa dimensão, desenvolvemos um olhar mais compassivo e um senso maior de pertencimento ao todo.

Reconhecer nossa interdependência com o meio ambiente e adotar práticas sustentáveis são atitudes fundamentais para viver o holismo de maneira plena. Pequenas ações diárias, como reduzir o consumo de plástico, optar por produtos de origem ética e valorizar a economia circular, fazem grande diferença no impacto ambiental. A reciclagem, o consumo consciente e o apoio a iniciativas ecológicas são formas concretas de expressar o respeito pelo planeta. Além disso, práticas como compostagem, uso eficiente de recursos naturais e escolha por meios de transporte sustentáveis reduzem significativamente a pegada ecológica. Ao viver de maneira mais alinhada com a natureza, fortalecemos a relação entre bem-estar pessoal e equilíbrio planetário.

Viver de forma holística também envolve um compromisso com a participação social e comunitária. O envolvimento em projetos coletivos, ações voluntárias e iniciativas sociais fortalece os laços comunitários e amplia o impacto das transformações individuais para o coletivo. Atuar em grupos que promovam inclusão, diversidade e justiça social é uma forma de expandir a consciência e contribuir para um mundo mais equitativo. O engajamento cívico, seja por meio da participação em conselhos comunitários, movimentos sociais ou atividades locais, permite que cada indivíduo exerça um papel ativo na construção de um futuro mais sustentável e harmonioso. Dessa forma, o holismo deixa de ser uma prática individual e se torna um movimento transformador que beneficia toda a sociedade.

O poder das pequenas mudanças não deve ser subestimado. Viver de forma holística não exige transformações radicais ou imediatas; pelo contrário, são os pequenos ajustes diários que geram um impacto profundo e duradouro. Reservar alguns minutos por dia para praticar a atenção plena, observando pensamentos e emoções sem julgamento, ajuda a cultivar a consciência do momento presente. A prática da gratidão, refletindo sobre aspectos positivos da vida, fortalece o bem-estar emocional e muda a perspectiva sobre desafios.

Conectar-se com a natureza regularmente, seja através de caminhadas ao ar livre ou do simples ato de cuidar de plantas, reforça a sensação de pertencimento ao mundo natural. Valorizar a diversidade e buscar aprender com diferentes culturas e perspectivas amplia a compreensão e promove um ambiente mais inclusivo. Por fim, agir com consciência e responsabilidade, considerando os impactos das escolhas diárias, fortalece o compromisso com um estilo de vida mais equilibrado e alinhado com os princípios do holismo.

No cerne dessa jornada, a comunidade e a colaboração desempenham um papel essencial. Criar redes de apoio que fomentem a solidariedade e a cooperação fortalece os laços sociais e oferece um suporte valioso para aqueles que buscam viver de forma mais integrada. Cooperativas, bancos comunitários e grupos de apoio mútuo são exemplos de estruturas que incentivam essa colaboração. A promoção de práticas sustentáveis dentro das comunidades, como a agricultura urbana e o uso de energia renovável, contribui para uma maior resiliência local. Além disso, fortalecer a democracia participativa por meio de assembleias cidadãs e consultas públicas permite que a comunidade tenha voz ativa na construção de soluções coletivas.

Viver o holismo no dia a dia é um caminho de constante aprendizado, crescimento e transformação. Ao integrar as dimensões física, mental, emocional e espiritual, e ao reconhecer a interconexão entre todas as formas de vida, podemos criar uma realidade mais equilibrada e consciente. O holismo nos convida a enxergar o mundo como um organismo vivo e interdependente, onde cada escolha individual reverbera no coletivo. Ao abraçar essa perspectiva, cultivamos uma existência mais significativa e contribuímos para um futuro mais justo, sustentável e harmonioso.

Ao adotar o holismo como um estilo de vida, percebemos que ele não exige perfeição nem mudanças drásticas imediatas, mas sim um compromisso contínuo com o equilíbrio e a consciência. Cada pequena escolha, desde a maneira como nos alimentamos até a forma como nos relacionamos com os outros e com o planeta, contribui para um ciclo virtuoso de bem-estar e transformação. Esse processo não significa eliminar desafios ou evitar dificuldades, mas sim enfrentá-los com uma perspectiva mais integrada, buscando soluções que considerem o todo em vez de apenas partes isoladas da realidade.

Essa jornada também nos lembra da importância da flexibilidade e da adaptação. O mundo está em constante mudança, e viver de forma holística não significa seguir regras rígidas, mas sim cultivar uma mentalidade aberta e curiosa, que permita ajustes conforme novos aprendizados e experiências surgem. O equilíbrio não é um estado fixo, mas uma dança dinâmica entre diferentes aspectos da vida. Aprender a escutar o próprio corpo, a mente e as emoções, respeitando os ritmos naturais de cada fase da vida, é essencial para manter essa harmonia.

Ao final, viver o holismo no dia a dia é um ato de conexão – consigo mesmo, com os outros e com o mundo. É um convite para despertar a consciência de que cada ação tem um impacto, de que o bem-estar individual está ligado ao coletivo e de que a mudança verdadeira começa dentro de cada um. Pequenos gestos de presença, compaixão e respeito criam ondas de transformação que se expandem além de nós, moldando uma realidade mais equilibrada, sustentável e humana. Esse é o verdadeiro poder de uma vida vivida com intenção e integração.

Epílogo

Cada jornada transforma o viajante. Quando você abriu este livro pela primeira vez, talvez o tenha feito com curiosidade, com um desejo de compreender mais profundamente o mundo ao seu redor. Agora, ao chegar às últimas páginas, um novo horizonte se desenha diante de você.

O pensamento holístico não é uma teoria distante, reservada a filósofos ou cientistas. Ele é um convite à percepção ampliada, uma chave para interpretar a existência de uma maneira mais rica e significativa. Ao longo destas páginas, exploramos como a interconexão permeia todas as dimensões da realidade: da física quântica à ecologia, da espiritualidade à psicologia. Descobrimos que a separação é uma ilusão e que, ao reconhecermos a unidade da vida, assumimos um papel mais ativo na construção de um futuro sustentável e harmonioso.

Mas o que fazer com esse conhecimento?

A verdadeira transformação acontece quando levamos a teoria para a prática. O pensamento holístico não se limita a ideias abstratas; ele é uma forma de viver. Ele se manifesta na maneira como cuidamos do meio ambiente, na forma como nutrimos nossas relações, na atenção que damos à nossa saúde física e emocional. Cada ação – por menor que pareça – reverbera no todo.

Ao integrar essa perspectiva à sua vida, você se torna parte da solução. Cada escolha consciente, cada gesto de empatia, cada decisão tomada a partir de uma visão ampla do impacto que geramos no mundo contribui para a construção de uma realidade mais equilibrada.

O mundo precisa de indivíduos que pensem além do imediato, que compreendam que seu bem-estar está intrinsecamente ligado ao bem-estar do planeta e dos outros seres humanos. Se este livro conseguiu acender em você essa centelha de consciência, então sua jornada não termina aqui – ela apenas começa.

Você agora carrega consigo um novo olhar, uma nova percepção. A questão que permanece é: o que fará com ela?

Que sua caminhada seja iluminada pela consciência da interconexão. Que suas escolhas reflitam o equilíbrio que descobriu. E que sua jornada continue, sempre em busca da unidade que sustenta todas as coisas.

O conhecimento foi compartilhado. O próximo passo é seu.

www.ingramcontent.com/pod-product-compliance
Lightning Source LLC
LaVergne TN
LVHW041922070526
838199LV00051BA/2698